U0197159

经椎间孔腰椎微创融合术

Minimally Invasive Transforaminal Lumbar Interbody Fusion

主　审　王　岩　肖嵩华

主　编　毛克亚　王　征

编　委　（以姓氏笔画为序）

王　征　王旭翾　毛克亚　朱守荣

刘庆祖　刘建恒　李修璨　吴　兵

张大鹏　张国莹　张雪松　张雅宾

陆　宁　郑国权　赵永飞　钟　睿

姜　威　徐　教　黄　鹏　曹洪海

崔　赓　韩振川　熊　森

北京大学医学出版社

JINGZHUIJIANKONG YAOZHUI WEICHUANG RONGHESHU

图书在版编目（CIP）数据

经椎间孔腰椎微创融合术 / 毛克亚，王征主编. —北京：北京大学医学出版社，2022.3
ISBN 978-7-5659-2035-6

Ⅰ. ①经… Ⅱ. ①毛… ②王… Ⅲ. ①腰椎 – 脊柱病 – 显微外科学 Ⅳ. ①R681.5

中国版本图书馆CIP数据核字（2019）第173506号

经椎间孔腰椎微创融合术

主　　编：毛克亚　王　征
出版发行：北京大学医学出版社
地　　址：（100191）北京市海淀区学院路 38 号　北京大学医学部院内
电　　话：发行部 010-82802230；图书邮购 010-82802495
网　　址：http://www.pumpress.com.cn
E-mail：booksale@bjmu.edu.cn
印　　刷：北京金康利印刷有限公司
经　　销：新华书店
项目策划：驰康传媒　　责任编辑：袁朝阳　　责任校对：靳新强　　责任印制：李　啸
开　　本：889mm×1194mm　1/16　　印张：8.75　　字数：220 千字
版　　次：2022 年 3 月第 1 版　2022 年 3 月第 1 次印刷
书　　号：ISBN 978-7-5659-2035-6
定　　价：90.00 元

　　近年来，脊柱外科技术迅猛发展，从传统减压、内镜减压、融合技术到非融合、畸形矫正等，新技术和新方法层出不穷。我们在 2006 年参加了北美脊柱外科年会（North American Spine Surgery，NASS）。以往 NASS 年会上的技术和产品展示主要集中在传统椎弓根螺钉内固定和融合技术，而 2006 年 NASS 会议上这些技术和产品都缩减为很小一部分，大量新的产品和技术集中在微创脊柱外科领域，微创技术已成为脊柱外科未来的发展方向。我们回国后，通过研究微创脊柱最新文献、各大脊柱器械公司产品和手术录像，决定将经椎间孔腰椎微创融合术（minimally invasive transforaminal lumbar interbody fusion，MIS-TLIF）作为研究突破方向。这种技术既需要传统的减压、固定、融合技术作为基础，又需要新的微创理念、技术和方法。

　　首先，我们采用国外各大脊柱器械公司现有的手术工作通道，包括 Quadrant、Pipeline、Luxor、Aras 等，并先后到美国托马斯杰斐逊大学（Thomas Jefferson University）、迈阿密大学（University of Miami）、哈佛医学院（Harvard Medical School）、德国波茨坦骨科医院（Potsdam orthopaedic hospital，Germany）、韩国首尔纪念医院等处学习。在临床中，我们首先学习国外技术，然后加以吸收，熟练掌握简单腰椎间盘突出症的 MIS-TLIF 操作，手术时间由开始的 3 个小时、2 个小时，逐步缩短到 1 个小时；并在此基础上改进 MIS-TLIF 技术，扩展应用在腰椎管狭窄、腰椎滑脱、腰椎翻修等复杂病例。

　　在临床工作中，我们逐渐发现国外这些技术和设备的不足，有些地方不适合中国国情，例如通道器械昂贵，大量 X 线暴露，学习曲线长，需要手术显微镜、气钻等昂贵设备。因此，我们在逐渐掌握 MIS-TLIF 技术的基础上，进而在技术和器械上有所创新，采用直视下普通万向椎弓根螺钉内固定，术者完全避免 X 线暴露，设计一次性 MIS-TLIF 工作通道，首次报道通道下单侧入路完成双侧混合内固定，将 MIS-TLIF 的创伤和费用尽可能降低。在此基础上，将 MIS-TLIF 技术应用到有挑战性的病例，例如退行性腰椎侧凸畸形、Ⅲ度腰椎滑脱的精准治疗等。

　　在经过大量临床应用、取得较好疗效的基础上，我们编写了本书，及时与大家分享。本书分 16 章，简明扼要地介绍了 MIS-TLIF 的发展历程、手术设备、应用解剖、椎弓根螺钉内固定技术、术中放射的安全性、适应证和禁忌证，重点介绍了 MIS-TLIF 的术前精准定位评估、八大精准操作技术、术后引流、术后镇痛和术后并发症等，探讨了单侧入路混合内固定技术、MIS-TLIF 学习曲线、椎体间融合相关问题、合并骨质疏松患者的 MIS-TLIF 等，最后用 12 个典型病例深入介绍了我们团队在临床中应用 MIS-TLIF 的实践和体会。

这些改进的技术可能不是世界上最先进的技术，但肯定是最适合中国当前国情的技术。希望本书的出版能促进这项技术的传播和普及，让更多人掌握这项技术，以更好地为相关病患去除病痛。

中国人民解放军总医院第一医学中心　毛克亚　王　征

目　　录

第 *1* 章　腰椎融合及相关技术发展

腰椎融合（lumbar spinal fusion）是指以病变腰椎节段为中心，从责任节段上位椎体到下位椎体进行植骨，使病变节段间发生骨性融合，力学上形成一个整体，达到重建腰椎稳定性、恢复脊柱生理曲度、解除神经压迫、缓解疼痛的目的。其广泛应用于腰椎退行性疾病、腰椎骨折、腰椎肿瘤等疾病的治疗。

近年来由于人群老龄化和人们生活质量提高，腰椎融合手术患者数量逐年增加。根据文献报道，美国 2008 年腰椎融合手术住院患者（210 407 人）比 1998 年（77 682 人）增加 170.9%，远高于同期接受冠状动脉支架手术的患者[1]。随着微创脊柱外科技术的进步，腰椎融合术也在不断推陈出新，向着更微创、更精准的方向发展。

一、腰椎融合历史

■ 1911 年：Hibbs 和 Albee 首次提出脊柱后路融合术的基本原则[2]（图 1-1）。

● 特点：四个点进行融合，双侧椎板和关节突植骨。

● 优点：早期容易开展，手术操作简单。

● 缺点：长期卧床，融合率低，不能重建腰椎生理曲度及椎间隙高度。

■ 1932 年：Capener[3] 报道腰椎前路椎间融合术（anterior lumbar interbody fusion, ALIF）治疗腰椎滑脱。

● 特点：经腹部暴露椎体前方入路，行腰椎椎体间植骨融合。

● 优点:融合率明显提高，不必进入椎管，避免了神经根和硬膜的损伤，保留后柱完整。

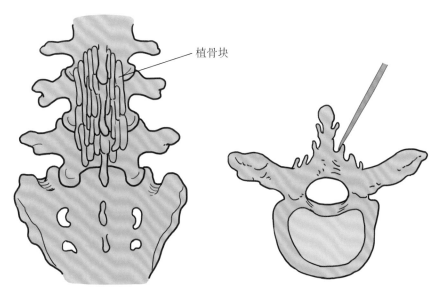

植骨块

图 1-1　脊柱后路融合示意图

● 缺点：无法进行椎管和神经根直接减压，腹部入路可能造成腹部内脏和大血管损伤。

■ 1943 年：Cloward 提出腰椎后路椎间融合术（posterior lumbar interbody fusion, PLIF）（图 1-2，图 1-3）。

● 特点：通过后路进行腰椎椎体间植骨融合，需切除椎板及部分关节突。

● 优点：能够切除突出椎间盘、增生骨赘和黄韧带等，可进行椎管及神经根直接减压。

● 缺点：缺乏内固定，融合率低。同时

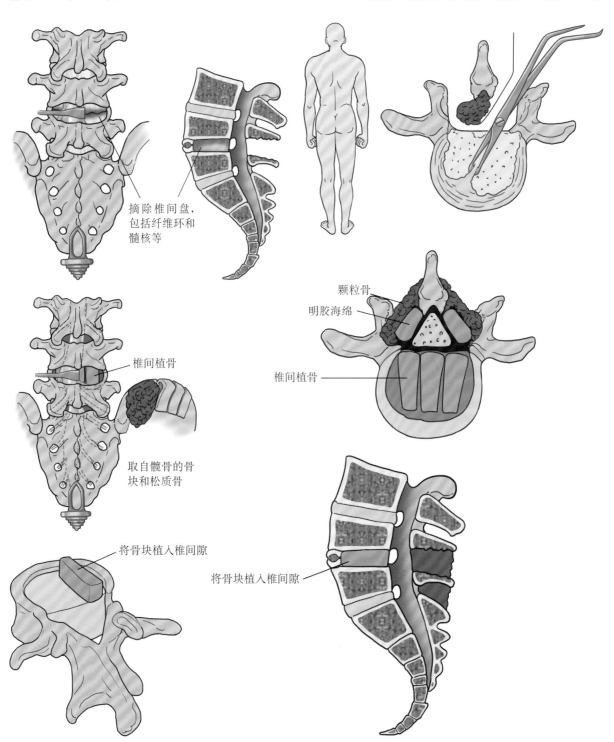

图 1-2　1943 年，PLIF 手术示意图

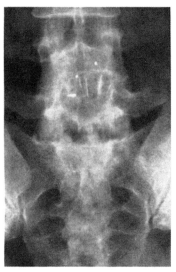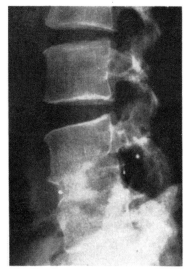

图 1-3 1953 年，Cloward 报道的 PLIF 术后 X 线正侧位

PLIF 术式需向内侧牵拉神经根和硬膜囊，增加神经根和硬膜损伤的风险。

■ 1948 年：Cleveland，Bosworth 和 F.R. Thompson[4] 改良后外侧脊柱融合技术（图 1-4）。

● 特点：双侧椎板、关节突关节和横突间六个部位进行融合。

● 优点：易于显露，操作简单。

● 缺点：不能进行椎管和神经根直接减压，假关节发生率高，不能重建椎间隙高度和腰椎生理曲度。

■ 1982 年：Harms 提 出 TLIF（transforaminal lumbar interbody fusion，TLIF）手术策略[5]（图 1-5）。

● 特点：经单侧椎间孔入路进入椎间隙，完成椎管内神经减压、椎间盘切除、植骨融合等操作。

● 优点：在减压和融合术中无须过度牵拉神经根及硬膜囊，减少因此而造成的神经损伤。

● 缺点：术中广泛的肌肉剥离和牵拉造成椎旁肌肉的损伤和失神经支配[6-9]，并有可能造成术后慢性下腰痛。

■ 1983 年：Raymond Roy-Camille 首次将椎弓根螺钉用于治疗胸腰椎骨折[10]。

● 特点：通过椎弓根螺钉三柱固定提高术后脊柱稳定性。

● 优点：椎弓根螺钉可为腰椎融合提供坚强内固定，显著提高融合率。

● 缺点：椎旁肌肉伤大，缺乏椎间支撑，无法恢复椎间隙高度。

■ 1988 年：Badgy[11] 和 Kuslich 设计出适用于人体的椎间融合器，即 BAK（Badgy and Kuslich）系统。

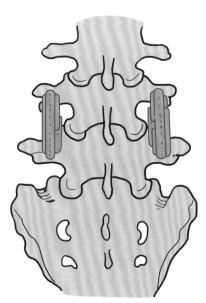

图 1-4 横突间融合示意图

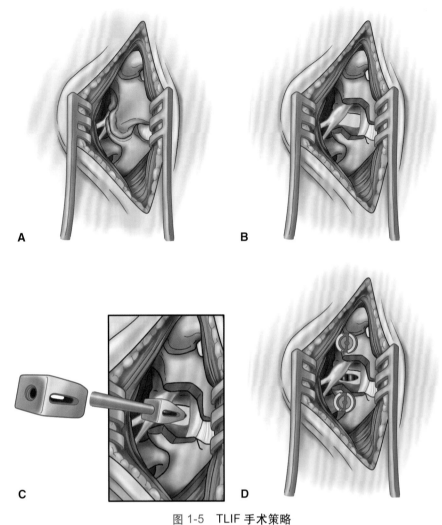

图 1-5 TLIF 手术策略

A. 显露；B. 切除上位椎体下关节突；C. 植入椎间融合器；D. 植入椎弓根螺钉

● 特点：通过椎间隙植入椎间融合器，恢复并维持椎间隙高度。

● 优点：能够快速恢复椎间隙高度和腰椎生理曲度，维持腰椎生物力学稳定性并显著提高融合率。

● 缺点：植入椎间融合器可能造成硬膜囊和神经根损伤，圆柱形椎间融合器破坏骨性终板可能导致其下沉。

■ 2001 年：Pimenta[12] 首先报道极外侧腰椎椎间融合术（extreme lateral interbody fusion，XLIF），后因操作技术差异而称为直接外侧腰椎椎间融合术（direct lateral interbody fusion，DLIF）或者侧方腰椎椎间融合术（lateral

lumbar interbody fusion，LLIF）（图 1-6）。

● 特点：从腰椎侧方经腹膜后隙穿腰大肌入路进行椎间隙融合。

● 优点：手术操作从腰椎侧方进行，不破坏脊柱后方结构，可植入较大型号椎间融合器，利于恢复椎间隙高度和矫正侧凸畸形。

● 缺点：X 线暴露时间长。经腰大肌入路可能易造成腰丛损伤，需要配合后路椎弓根螺钉固定。

■ 2005 年：Gepstien 首次报道脊柱内镜辅助下腰椎椎体间融合术[13]。2013 年，Joimax 公司推出了内镜下椎间融合系统 Endo-LIF。

● 特点：经椎间孔镜辅助进行椎管减压、

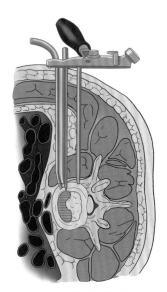

图 1-6　XLIF 示意图

椎间盘切除、植骨融合和椎间融合器植入。

● 优点：内镜辅助下完成减压、融合操作，目前创伤最小、出血最少，可局部麻醉完成手术。

● 缺点：设备要求高，技术难度大，学习曲线长，临床应用范围受限，其长期临床结果和融合率尚需进一步观察。

■ 2012 年：Silvestre[14] 报道斜向腰椎椎间融合术（oblique lumbar interbody fusion，OLIF）。

● 特点：手术入路经左下腹腹外斜肌、腹内斜肌、腹横肌的肌间隙进入腹膜外间隙，在腰大肌和腹主动脉间安放工作通道。

● 优点：不经腰大肌，避免穿腰大肌对腰丛神经的损伤。

● 缺点：对下腰椎操作时易受到髂嵴阻挡，术中 X 线暴露多、时间长，需要配合椎弓根螺钉固定，学习曲线长。

二、MIS-TLIF 发展历程

■ 1959 年：Watkins 等[15] 首次提出后外侧入路腰椎融合术。

● 特点：经骶棘肌和腰方肌间隙行腰椎后外侧融合术。

● 优点：通过后外侧肌间隙入路，减少

肌肉剥离和神经根牵拉损伤。

● 缺点：缺乏力学稳定性和椎间隙力学支撑，融合率低。

■ 1968 年：Wiltse 等[16] 首次提出 Wiltse 手术入路（图 1-7）。

● 特点：经多裂肌与最长肌间隙入路进入腰椎后外侧，通过椎间孔进行减压和融合操作。

● 优点：不切断支配多裂肌的神经根后支，对肌肉附着点破坏较少。

● 缺点：缺乏专用肌肉牵拉、照明和影像工具和技术，对肥胖和肌肉肥厚患者显露困难。

■ 1994 年：Foley 和 Smith[17] 首次报道椎间盘镜 MED（图 1-8）。

● 特点：通过棘突旁植入 18 mm 通道进行椎间盘切除和椎管减压。

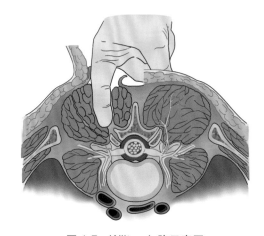

图 1-7　Wiltse 入路示意图

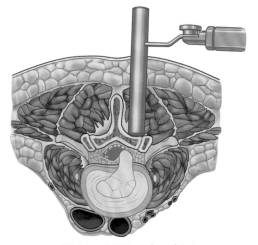

图 1-8　MED 手术示意图

● 优点：配合专用影像和手术工具，显著提高手术的安全性和准确性。

● 缺点：无法进行椎体间融合和椎弓根螺钉内固定。

■ 2003 年：Foley 等[18] 首次报道经椎间孔腰椎微创融合术（minimally invasive transforaminal lumbar interbody fusion，MIS-TLIF）（图 1-9）。

● 特点：通过后外侧肌间隙植入通道进行椎管减压、椎间盘切除、椎间隙植骨和椎

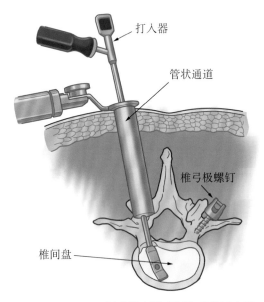

图 1-9　Foly 报道的 MIS-TLIF 手术示意图

打入器

管状通道

椎弓极螺钉

椎间盘

间融合器植入。

● 优点：减少神经牵拉和肌肉剥离损伤，出血少，恢复快。

● 缺点：需要手术显微镜、高速磨钻等专用设备；需要经皮椎弓根螺钉内固定，X 线暴露多；缺乏植骨材料，需要 BMP、另取自体骨、同种异体骨或人工骨；学习曲线较长。

传统开放下 TLIF 手术的安全性和有效性已经得到广泛的认可，目前临床研究发现，MIS-TLIF 能够达到与传统开放 TLIF 手术一样的效果[19-21]。随着 MIS-TLIF 术式的广泛开展，该手术方法也得到不断改进和提高。周跃[22-25] 等针对 MED 和 MIS-TLIF 的优点和缺点，在国际上首次发明设计 Vista-LIF。笔者从 2006 年开展 MIS-TLIF 术式以来，逐渐积累手术经验，进行一系列适合中国国情的相关研究、改进和创新，在直视下完成减压、融合和置入普通椎弓根螺钉[26-31]，缩短手术学习曲线并避免 X 线暴露；首次报道经单侧切口完成椎弓根螺钉结合经椎板关节突螺钉的混合内固定技术，取得了良好的疗效[26，30]；设计发明一次性脊柱微创工作通道，方便手术操作并规范相关操作技术。

（张雅宾　毛克亚）

参 考 文 献

[1] Rajaee SS, Bae HW, Kanim LE, Delamarter RB. Spinal fusion in the United States: analysis of trends from 1998 to 2008[J]. Spine (Phila Pa 1976) 2012,37(1):67-76.

[2] Blume HG, Rojas CH. Unilateral lumbar interbody fusion (posteriorapproach) utilizingdowelgraft [J]. Neurol Orthop Surg, 1981, 2: 171-175.

[3] Capener N.Spondylolisthesis[J].Br J Surg, 1932,17:374-386.

[4] Cleveland M, Bosworth DM, Thompson FR, Pseudarthrosis in the lumbosacral spine[J]. J Bone Joint Surg, 1948, 30-A:302.

[5] Harms J, Rolinger H. A one stage procedure in operative treatment of spondyloli stheses: dorsal tract ion-reposition and anterior fusion [J]. Z Orthop Ihre Grenz geb, 1982, 120(3): 343-347.

[6] Kawaguchi Y, Matsui H, Tsuji H. Back muscle injury after posterior lumbar spine surgery, a histologic and enzymatic analysis [J]. Spine. 1996, 21: 941-949.

[7] Kawaguchi Y, Matsui H, Tsuji H. Back muscle injury after posterior lumbar spine surgery：Histologic and histochemical analyses in humans [J]. Spine. 1994, 19: 2598-2602.

［8］ Styf JR, Willen J. The effects of external compression by three different retractors on pressure in the erector spine muscles during and after posterior lunbar spine surgery in humans [J]. Spine. 1998, 23: 354-358.

［9］ Gejo R, Matsui H, Kawaguchi Y, et al. Serial changes in trunk muscle performance after posterior lumbar surgery [J]. Spine. 1999, 24: 1023-1028.

［10］ Roy-Camille R, Saillant G, Mamoudy P, Leonard P.Biopsy of the vertebral body using a posterior transpedicular approach[J]. Rev Chir Orthop Reparatrice Appar Mot. 1983,69(2):147-149.

［11］ Bagby GW. Arthrodesis by the distractive-compression method using a stainless steel implant. Orthopaedics 1988,11: 931-934.

［12］ Pimenta L. Lateral endoscopic transpsoas retroperitoneal approach forlumbar spine surgery[R]. Ⅷ Brazilian Spine Society Meeting.Belo Horizonte，Minas Gerais，Brazil，2001.

［13］ Gepstein R, Werner D, Shabat S,et al. Percutaneous posterior lumbar interbody fusion using the B-twin expandable spinal spacer[J].Minim Invasive Neurosurg. 2005,48(6):330-333.

［14］ Silvestre C, Mac-Thiong JM, Hilmi R, et a1. Complications and morbidities of mini-open anterior retroperitoneal lumbar interbody fusion：oblique lumbar interbody fusion in 179 patients[J]. Asian Spine J,2012,6(2)z:89-97.

［15］ Polly DW Jr, Santos ER, Mehbod AA. Surgical treatment for the painful motion segment: matching technology with the indications: posterior lumbar fusion [J]. Spine, 2005, 30(16 suppl): S44-S51.

［16］ Wiltse LL, Bateman JG, Hutchinson RH, et al. The paraspinal sacrospinalis-splitting approach to the lumbar spine [J]. J Bone Joint Surg Am, 1968, 50 (5): 919-926.

［17］ Foley KT, Smith MM, Rampersaud YR. Microendoscopic approach to far-lateral lumbar disc herniation[J].Neurosurg Focus.1999,7(5):e5.

［18］ Foley KT, Holly LT,Schwender JD. Minimally invasive lumbar fusion[J]. Spine, 2003, 28(15 suppl): S26-S35.

［19］ Rosenberg WS, Mummaneni PV. Transforaminal lumbar interbody fusion: technique, complications, and early results [J]. Neurosurgery 2001, 48: 569-582.

［20］ Humphreys SC, Hodges SD, Patwardhan AG, Eck JC, Murphy RB, Covington LA. Comparison of posterior and transforaminal approaches to lumbar interbody fusion [J]. Spine(phila Pa 1976)2001, 26-567-571.

［21］ Salehi SA, Tawk R, Ganju A, LaMarca F, Liu JC, Ondra SL. Transforaminal lumbar interbody fusion: surgical technique and results in 24 patients [J]. Neurosurgery 2004, 54:368-374.

［22］ Zhou Y, Zhang C, Wang J, et al. Endoscopic transforaminal lumbar decompression, interbody fusion and pedicle screw fixation—a report of 42 cases [J]. Chin J Traumatol, 2008, 11(4): 225-231.

［23］ Dhall SS, Wang MY, Mummaneni PV. Clinical and radiographic comparison of mini-open transforaminal lumbar interbody fusion with open transforaminal lumbar interbody fusion in 42　patients with long-term follow-up [J]. J Neurosurg Spine, 2008, 9(6): 560-565.

［24］ Holly LT, Schwender JD, Rouben DP, et al. Minimally invasive transforaminal lumbar interbody fusion: indications, technique,and complications [J]. Neurosurg Focus. 2006, 20(3): E6.

［25］ Yan DL, Pei FX, Li J, et al. Comparative study of PILF and TLIF treatment in adult degenerative spondylolisthesis [J]. Eur Spine J, 2008, 17(10): 1311-1316.

［26］ 毛克亚，王岩，肖嵩华，等．单侧微创经椎间孔腰椎体间融合术采用椎弓根螺钉结合经椎板关节突螺钉混合内固定可行性研究 [J]．中华外科杂志，2011，49(12)：1067-1070．

［27］ 毛克亚，王岩，肖嵩华，等．直视下微创与切开进行单节段经椎间孔腰椎融合术的临床效果比较 [J]．中国矫形外科杂志，2012，20(9)：769-773．

［28］ 毛克亚，王岩，肖嵩华，等．微创手术治疗单节段腰椎管狭窄症的疗效评价 [J]．中国脊柱脊髓杂志,2011，21(2):113-117．

［29］ 毛克亚，王岩，肖嵩华，等．微创与开放经椎间孔腰椎椎体间融合翻修术的临床疗效比较 [J]．中国脊柱脊髓杂志,2013,23(9):789-793．

［30］ 毛克亚，王岩，肖嵩华，等．微创下腰椎经椎间孔椎体间融合术混合内固定治疗复发性腰椎间盘突出症的可行性研究 [J]．中华外科杂志.2013,5l(8):723-727．

［31］ 徐教，毛克亚，王岩，等．单节段微创经椎间孔腰椎体间融合术后放置引流管必要性的研究 [J]．中国矫形外科杂志,2013,21(15):1491-1496．

第2章 MIS-TLIF 相关手术设备

近年来，随着科学技术的迅猛发展，各种先进的电子、光学、计算机和制造技术也应用到医学领域，极大地推动了医学技术的进步。开展 MIS-TLIF 手术，除了要求医师必须具备扎实的解剖学基础、良好的外科操作技术之外，还需配备微创工作通道、光源、成像设备（选配）与脊柱微创外科手术器械。近年来各大医疗器械公司如美敦力公司（Medtronic）、强生公司（Depuy）、史塞克公司（Stryker）、捷迈公司（Zimmer）、Nuvasive 公司等相继推出了各种脊柱微创器械和设备，有力促进了微创脊柱外科技术的发展。

一、腰椎微创工作通道系统

脊柱外科传统切开手术的最终目的是为完成减压和固定，而一个很大的手术切口只是为底部很小的工作区域进行减压、融合和固定操作（图 2-1）。而微创脊柱外科（minimally invasive spine, MIS）借助于各种微创辅助器械显露底部工作区域，从而达到创伤小、切口小、出血少、恢复快的目的。经过多年的发展，从早期的徒手拉钩系统，到固定管状牵开系统，直至目前临床广泛应用的自由扩张的牵开系统，这些微创工作通道系统设计十分巧妙，使术者可以采用更小的切口来完成微创脊柱外科手术。

■ Wiltse 手术入路拉钩系统（图 2-2）。

● 特点：各种拉钩系统通过肌间隙入路显露椎间孔区域。

● 优点：减少肌肉、软组织和神经根的牵拉损伤。

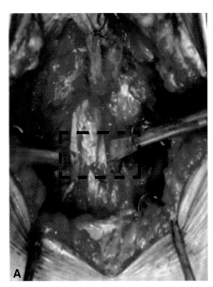
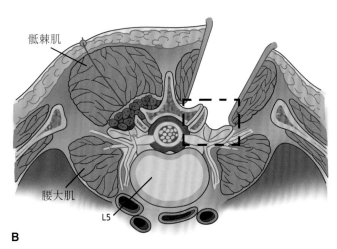

骶棘肌

腰大肌

L5

A　　B

图 2-1　巨大手术切口只为很小的底部操作区域

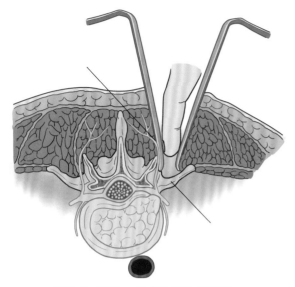

图 2-2　Wiltse 手术入路拉钩系统

● 缺点：维持拉钩位置并显露底部工作区域困难，肌肉、软组织容易进入术野，缺乏配套光源和影像设备。

■ 固定管状牵开系统：直径 18～22 mm（图 2-3）。

● 特点：通过逐级套管置入固定管状工作通道，完成减压和融合。

● 优点：完全避免周围肌肉、软组织、出血等对术野的影像。

● 缺点：通道显露范围有限，需要配合手术显微镜、磨钻等手术设备，减压融合完成后须撤出通道，再结合经皮椎弓根螺钉内固定。

■ MAST QUADRANT 牵开系统：美敦力公司代表性通道产品，直径 22 mm（图 2-4）。

● 特点：通过自由扩张的牵开系统进行头尾显露，左右拉钩进一步牵开肌肉和软组织。

● 优点：可以完成单节段和双节段手术，学习曲线短，通道内可以同时完成减压、融合和普通椎弓根螺钉内固定。

● 缺点：可扩张通道、左右拉钩植入和自由臂固定操作繁杂，术中肌肉、软组织和周围出血容易多次进入术野，金属通道影响术中正位透视影像。

■ Vista 牵开系统：美敦力公司新一代通道产品，直径 22～26 mm（图 2-5）。

● 特点：为重庆新桥医院周跃教授根据其他通道的不足，独立研发的一套新通道系统，可以在通道内完成减压、融合操作。

■ PIPELINE 牵开系统：强生公司代表性脊柱通道产品，直径 22 mm（图 2-6）。

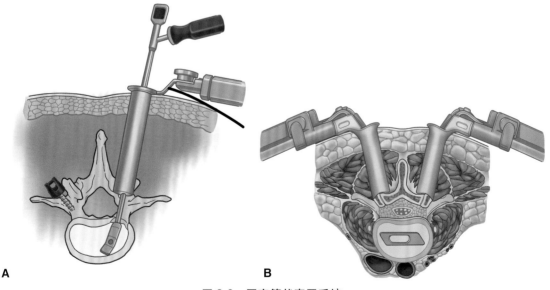

A　　　　　　　　　　　　　　　　B

图 2-3　固定管状牵开系统

A. 固定管状牵开系统安装示意图；B. 固定管状牵开系统下植入椎间融合器

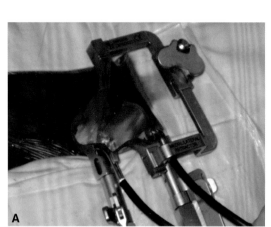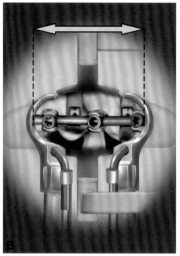

图 2-4　MAST QUADRANT 牵开系统

A. MAST QUADRANT 系统术中安装示意图；B. MAST QUADRANT 牵开系统辅助下植入椎弓根螺钉和固定棒

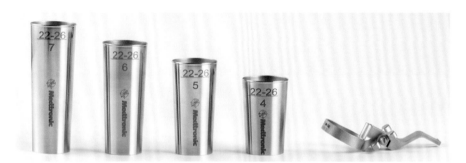

图 2-5　Vista 牵开系统

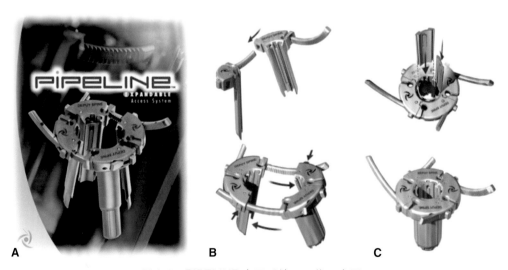

图 2-6　PIPELINE 牵开系统及工作示意图

A. PIPLINE 牵开系统；B. PIPLINE 牵开系统撑开过程；C. PIPLINE 牵开系统闭合过程

● 特点：将圆形通道分为四部分，具有三个方向扩张功能，并有不同深度的伸缩叶片适应不同深度的要求，按照张开程度不同该系统可提供 35 ～ 95 mm 手术视野。

● 优点：使用过程中具有很好的灵活性，可适应腰椎各种解剖结构及手术条件，可以完成 1 ～ 2 节段腰椎减压和和融合手术，学习曲线短。

● 缺点：放置通道过程操作复杂，通道对软组织阻挡效果欠佳，需要进一步借助拉钩系统阻挡软组织，金属通道影响术中正位透视影像。

■ Spotlight 系统：强生公司另一代表性脊柱通道产品，直径 12 ～ 24 mm，长度 30 ～ 110 mm（图 2-7）。

● 特点：固定通道代表，将光纤通过内外壁之间引导到通道前端，根据手术需要选择不同直径和深度的通道，可完成单节段腰椎的减压和融合操作。

● 优点：固定通道对周围肌肉、软组织损伤减小，优良的照明系统可以直视下操作，同时通过棘突旁植入通道可以完成单纯椎间盘切除手术。

● 缺点：由于不能扩张导致视野有限，常常需要配合术中显微镜、磨钻等设备。操作空间限制复杂操作，通道内难以直接置钉，必须配合经皮椎弓根螺钉内固定系统使用。

■ MaXcess 牵开系统：NuVasive 公司代表性脊柱通道产品，直径 25 mm（图 2-8）。

● 特点：将圆形通道分为三部分或者四部分，根据不同深度的叶片可以完成前路、侧路和后路的显露，适应不同深度，需要自由臂进一步固定。

● 优点：使用过程具有很好的灵活性，可适应腰椎各种解剖结构及手术条件，可以完成单节段和双节段固定融合手术，学习曲线短。

● 缺点：通道安装和放置过程操作复杂，通道使肌肉、软组织容易进入术野，需要进一步借助拉钩系统阻挡软组织，金属通道影响术中正位透视影像。

■ LUXOR 牵开系统：Stryker 公司代表性脊柱通道产品，直径 35 mm（图 2-9）。

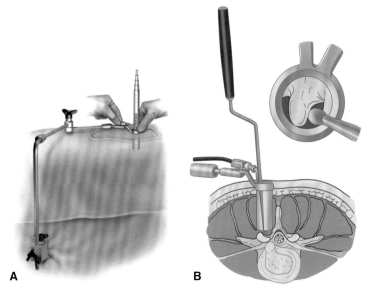

图 2-7　强生公司 Spotlight 通道系统
A. Spotlight 通道系统固定安装示意图；B. Spotlight 通道系统辅助下术中操作示意图

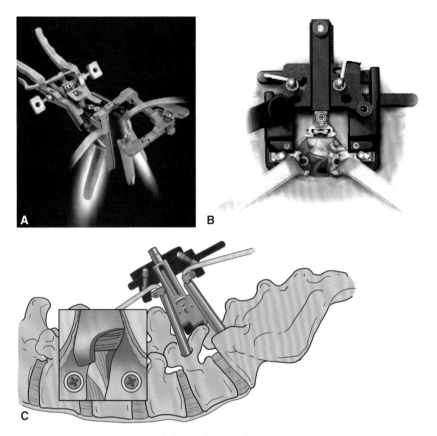

图 2-8　MaXcess 牵开系统

A. MaXcess 牵开系统示意图；B. MaXcess 牵开系统固定示意图；C. MaXcess 牵开系统辅助下减压示意图

● 特点：椭圆形通道，可以向头尾侧扩张，通道外套聚氨酯膜直接阻挡软组织进入术野。

● 优点：通道植入和使用过程简单，底面斜行设计更符合关节突和椎板解剖形态，薄而无影照明组件实现术野连续全景照明。

理论上 1～2 节段固定融合手术，学习曲线短。

● 缺点：单节段手术切口过大，增加通道周围肌肉和软组织损伤，肌肉挤压聚氨酯膜导致术野变小，影响显露范围和手术操作，金属通道影响术中正位透视影像。

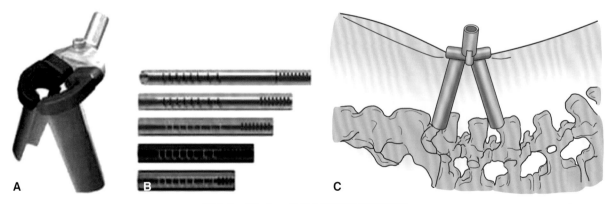

图 2-9　Stryker 公司 LUXOR 牵开系统

A. Luxor 牵开系统撑开过程示意图；B. Luxor 牵开系统逐级扩张通道；C. Luxor 牵开系统术中操作示意图

■ ARAS 牵开系统：Zimmer 公司代表性脊柱通道产品，直径 25 mm（图 2-10）。

● 特点：该产品由牵开器、牵开导向器、封闭管、撑开钳、侧面导板（直型/弯型）、侧面导板手柄、切口导向器等附件组成。

● 优点：器械材料有纯钛、钛合金、不锈钢，可重复使用。椭圆形轨道设计，可以向头尾侧扩张和自动锁定，通道植入和使用过程简单。可以完成 1～2 节段固定融合手术，学习曲线短。

● 缺点：由于滑行轨道和自由臂设计，底部显露切口相对固定，金属通道影响术中正位透视影像。

■ S-TUBE 牵开系统：中若恒康公司代表性脊柱通道产品，直径 25 mm（图 2-11）。

● 特点：由 POM 材料制成的逐级扩张套管和可膨胀工作通道，工作通道撑开后通过皮肤和深筋膜将工作通道相对固定在底部工作区域，并可通过手柄自由调整，直视下完成单侧或双侧减压、融合和普通椎弓根螺钉内固定。

● 优点：工作通道植入和撑开过程简单快捷，完全避免通道周围软组织和出血进入术野，普通手术器械即可完成减压、融合和固定，学习曲线短。高分子通道完全不影响术中正侧位 X 线透视影像，从而减少椎弓根螺钉内固定位置错误发生率。

● 缺点：高分子材料制成，无法重复使用。

二、手术器械

使用常规脊柱手术器械即可完成 MIS-TLIF 操作，但是专门设计的 MIS-TLIF 微创手术器械，可使术者更快、更安全地完成减压、融合和内固定操作，缩短手术时间，避免不必要的损伤和并发症。

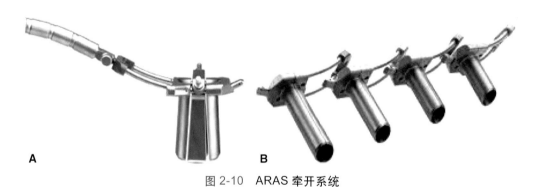

图 2-10　ARAS 牵开系统

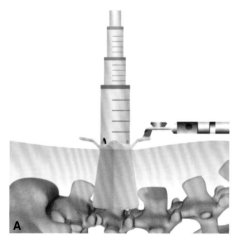
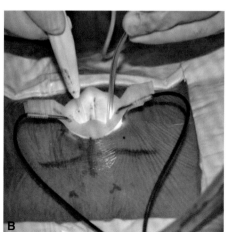

图 2-11　中若恒康一次性通道
A. S-tube 牵开系统；B. S-tube 牵开系统辅助下术中操作

■ 常规手术器械

● 椎板咬骨钳：长度在 260 mm 以上，方便通道内操作，宽度 2 mm、3 mm、4 mm、5 mm 各一把。

● 髓核钳：长度在 260 mm 以上，方便通道内操作，宽度 3 mm、5 mm 各一把，前端直行和前弯各一把。

● 神经根拉钩：方便神经根拉开后进行减压和处理椎间盘，以直角和前方平头神经根拉钩操作使用相对较为方便。

● 椎间盘铰刀和撑开器：各个公司提供不同类型铰刀和撑开器，但对于椎间隙较为狭窄的患者，以片状铰刀使用较为方便。

● 终板刮匙：直行刮匙处理正下方软骨终板，而前左弯和前右弯刮匙更方便处理对侧软骨终板。

● 磨钻和超声骨刀：采用磨钻和超声骨刀可以更快和更安全地切除关节突和椎板进行减压，但要求操作手柄有一定长度才方便通道内操作。

● 双极电凝：长柄、枪状双极电凝方便通道内操作，可以更安全、有效地进行止血操作。

● 弯头吸引器管：在保证术野液体吸引干净的前提下，可尽量减少工作区域术野的影响，减少对其他操作器械的干扰。

■ 光源系统（必备）

● 目前脊柱通道系统工作通道内照明主要采用冷光源，主要由冷光源主机和导光光纤构成。

● 由于通道术野有限，一般通道系统均采用特制细光源头将光束进入导入术野，以改善术野照明和方便操作（图 2-12）。

● 随着半导体照明的进步，可以将半导体光源直接固定在工作通道内壁，简化手术操作，方便术野照明（图 2-13）。

■ 特色手术器械（选配）

● 由于工作通道术野有限，需要在通道

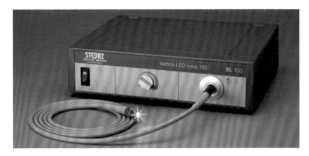

图 2-12　高功率冷光源：占地紧凑，可提供清晰的白光图像，却不产生多余的热（冷光源＋光纤头）

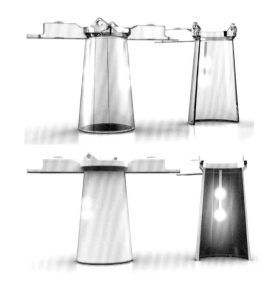

图 2-13　采用半导体照明通道，摆脱冷光源机及导光索束的限制

深部使用不影响视野的手术器械，这样更加方便；可采用弯角吸引器头、可显影定位网格、枪式双极电凝镊、枪式椎板咬钳、枪式髓核钳等，根据我们的经验，以上器械手术操作更加方便（图 2-14，图 2-15，图 2-16，图 2-17）。

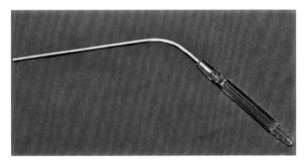

图 2-14　弯角吸引器：带角度的长吸引器，术者手持吸引器在工作通道入口范围以外即可操作，避免阻挡视野

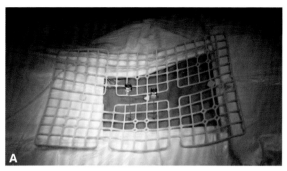
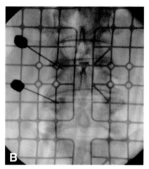

图 2-15　可显影定位网格

A. 使用可显影定位网格辅助定位，可增加定位准确度，减少定位针调整次数，减少透视次数；B. 定位网格在 X 线下显影效果

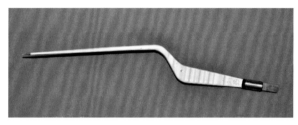

图 2-16　枪状双极电凝镊：用于通道内止血，不阻挡通道入口视野，操作方便准确

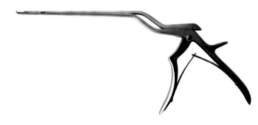

图 2-17　弯杆枪式椎板咬钳：通道内直视下操作不阻挡视野

■ 选配设备

● 手术显微镜（图 2-18）：显微镜的发明已有几个世纪，但直到 1920 年才用于外科手术。Caspar，Yasargil 和 Williams 是首先将显微镜用于脊柱外科的三位医师。显微镜的使用，使脊柱外科医师对神经组织的操作更加轻柔，减少了神经并发症。

● 手术影像设备（图 2-19）：可将通道内手术操作过程投递到外界显示器中，便于手术图像采集、记录和教学技术推广。但由于成像质量、2D 图像等限制，无法直接观察屏幕进行操作。

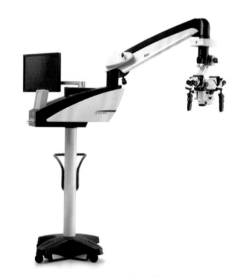

图 2-18　手术显微镜

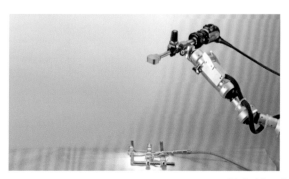
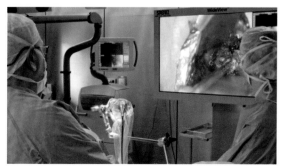

图 2-19　术中成像系统

● 手术 3D 鹰眼系统（图 2-20）：具有超远距离和超清晰成像系统，并且双镜头摄像，通过专用显像和眼镜，可以在屏幕实时显示3D 图像并据此进行手术操作，具有一般手术显微镜和手术影像设备双重功能。

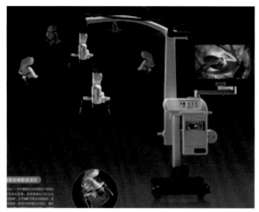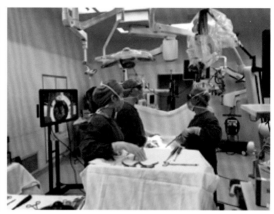

图 2-20　手术 3D 鹰眼系统

（韩振川　王　征）

第 *3* 章　MIS-TLIF 相关应用解剖

本章重点介绍 MIS-TLIF 手术入路相关的解剖结构，包括腰背筋膜结构和腰椎椎旁肌肉解剖结构。

一、腰椎体表标志

1. 腰椎棘突是腰部最大的体表突起，也可能是下腰部唯一可被触及的腰椎体表标志。与胸椎相比，腰椎棘突的头端较平。

2. L4 和 L5 棘突（尤其是 L5 棘突）较其他腰椎棘突短，有时在体表难以触及。L4 棘突是腰椎屈伸活动时最下一个可被触及活动的棘突。

3. L4 棘突通常平髂嵴水平，但 20% 的患者髂嵴平 L5 棘突。

4. 横突尖一般位于中线旁开 5 cm 处，体表难以触及。

二、腰背筋膜结构

腰背筋膜分为前、中、后三层（图 3-1）。

1. *前层*　腰方肌筋膜，位于腰大肌、腰方肌前面。

2. *中层*　分隔竖脊肌与腰方肌，内侧附着于腰椎横突尖和横突间韧带，外侧与前层形成腰方肌鞘，成为腹横肌起始部腱膜。

3. *后层*　附于竖脊肌后面，与背阔肌和下后锯肌腱膜愈着，下附于髂嵴，内附于腰椎棘突和棘上韧带，外侧竖脊肌外缘与中层形成竖脊肌鞘。

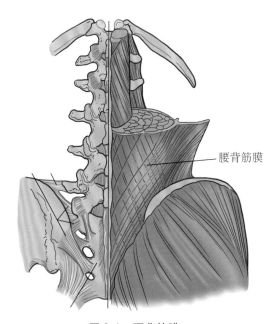

腰背筋膜

图 3-1　**腰背筋膜**

三、腰椎椎旁肌解剖结构

腰椎椎旁肌由骶棘肌、腰方肌、腰大肌构成（图 3-2）。

骶棘肌自内而外分为多裂肌、最长肌、髂肋肌（图 3-3）。

1. 多裂肌起于上位椎体的棘突，斜行走向下位椎体的横突，分表层肌束和深层肌束；多裂肌只受腰椎神经后支支配，且每以肌束仅有单一神经分支支配，分支间无交通。传统手术需剥离骶棘肌，此操作容易破坏腰椎神经后支，引起多裂肌失神经，而 MIS – TLIF 不需剥离骶棘肌。

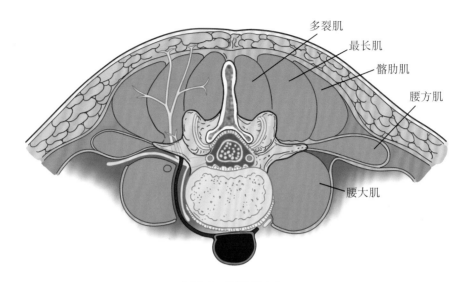

图 3-2　腰椎椎旁肌

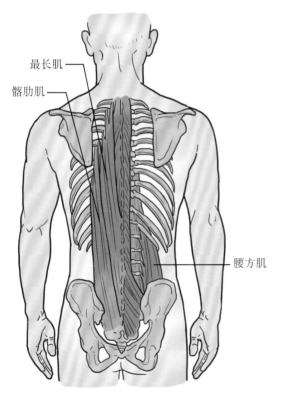

最长肌

髂肋肌

腰方肌

图 3-3　骶棘肌群

2. 最长肌分为头最长肌、颈最长肌、胸最长肌，共同起于骶骨背面、髂嵴后面、腰椎棘突上行依次止于颈、胸椎棘突。

3. 髂肋肌主要指腰髂肋肌，起于骶骨背面、髂嵴后部，止于各肋。

四、MIS-TLIF 手术入路

1. MIS-TLIF 手术采用旁正中切口，经多裂肌、最长肌间隙逐级植入扩张通道（图 3-4，图 3-5）。

2. 多裂肌起于上位椎体的棘突，斜行走向下位椎体的横突，分表层肌束和深层肌束。多裂肌只受腰神经后支支配，且每一肌束仅有单一神经分支支配，分支间无交通。传统手术需剥离骶棘肌，此操作容易破坏腰椎神经后支，引起多裂肌失神经，而 MIS-TLIF 不需剥离骶棘肌，可避免相关损害。

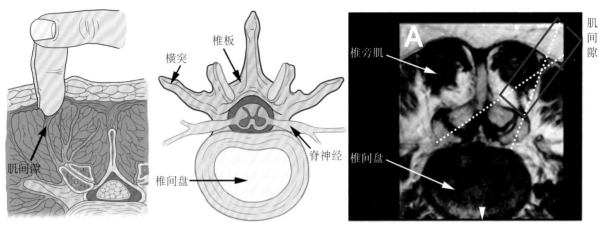

图 3-4　通道经多裂肌间隙植入

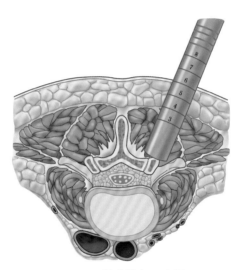

图 3-5　通道植入示意图

（张雅宾　赵永飞）

第 *4* 章 MIS-TLIF 椎弓根螺钉内固定技术

椎弓根螺钉技术自诞生以来，通过三柱固定保证脊柱获得可靠的生物力学稳定性，显著提高融合节段的融合率，在脊柱外科得到广泛应用。同样，椎弓根螺钉内固定技术是 MIS-TLIF 技术的重要组成部分，本章简略介绍各种椎弓根螺钉置钉技术，并着重介绍作者改进的 MIS-TLIF 手术中椎弓根螺钉内固定技术。

一、直视下徒手腰骶椎置钉技术

（一）腰椎椎弓根螺钉

目前临床常用的腰椎椎弓根螺钉进钉点定位和进钉方向主要有三种方法（图 4-1）[1]。

■ Roy-Camille 法（直进技术）：最经典的置钉方法。

● 进钉点：典型骨嵴上两条线交点，即上关节突关节面的中线与横突中线交点。

● 进钉方向：垂直于于躯干矢状面，平行于椎体上终板。

■ Magerl 法（内倾技术）：与 Roy-Camille 技术相比进钉点更靠外，进钉内倾角度增大。

● 进钉点：上关节突的外下角，即上关节突外缘垂线与横突中线的交点。

● 进钉方向：横断面上向内倾斜，倾斜角度自 L1 到 L5 逐渐加大，L1 为 5°～ 10°，L5 为 15°～ 20°，矢状面上与上终板平行。

■ Krag 法（上内技术）：进钉点更靠下，进钉方向向头侧倾斜。

● 进钉点：位于 Magerl 法的外下方，水平线经过横突的下 1/3。

● 进钉方向：横断面上向前内倾斜，方向同 Magerl 法，矢状面上与终板约成 10°角。

■ 与 Roy-Camille（直进法）相比，后两种方法具有以下优点。

● 远离关节面，避免损伤相邻节段的关节囊与关节突关节。

● 可使用长度更长的螺钉。

■ 其他的腰椎进钉技术还有以下几种。

● Weinstein 法：进钉点位于上关节突的外下角，即上关节突的"颈背"。

● 杜氏和赵氏方法：入钉点位于上关节突在乳突和副突的交汇处，又称"人"字嵴。

■ 皮质骨螺钉进钉点：2009 年 Santoni 第一次报道，可以减少皮肤切口和肌肉软组织的暴露，特别在骨质疏松情况下可获得更好的生物力学强度。

● 进钉点：最佳位置在椎弓根峡部下方 5 点（右侧）或 7 点（左侧）处。

● 进钉方向：向外倾斜 10°，向头侧倾斜 25°～ 30°，沿椎弓根下壁边界植入。

（二）骶骨进钉点及方向[2]（图 4-2）

● 进钉点：S1 上关节突外缘纵切线与 L5 下关节突下缘水平线的交点。

● 进钉方向：横断面上向内倾斜 20°～ 25°，矢状面上与 S1 上终板平行，或向头侧倾斜，螺钉与 S1 上终板约成 10°角，钉尖朝向骶骨岬部。

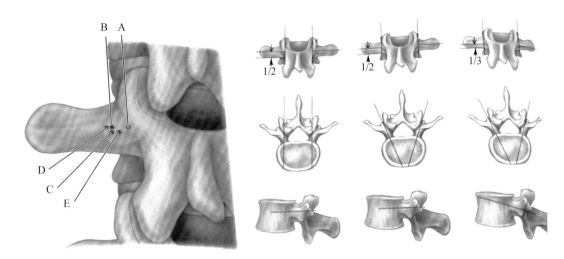

图 4-1　**腰椎椎弓根螺钉进钉点定位方法**。理想的椎弓根钉入钉点位于关节突峡部，横突基底的中点，上关节突下方 A. Roy-Camille 法：植入技术，入钉点位于典型骨嵴上的两条线交点（垂线：关节突关节面的延长线，通常在关节面下方 1 mm；水平线：横突中线）。B.Magerl 法：内倾技术，与矢状面呈内倾 10°～20°。钉道在椎弓根的中轴线，入钉点位于两线的交点（垂线：紧贴在关节突外缘。水平线：横突中线）。C. Krag 法：垂线参考 Magerl 法。水平线经过横突下 1/3，螺钉方向：由尾侧向头侧转向终板方向，内倾植入）。D. Weinstein 法：入钉点位于上关节突的外下角。E. 杜氏和赵氏方法：入钉点位于上、下关节在副突的交汇处，又称"人"字嵴（D、E 见右上图）

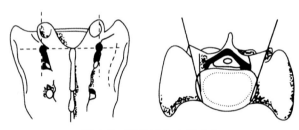

图 4-2　**骶骨进钉点及方向**

● 如果 L5 下关节突完全遮挡 S1 上关节突，可以再透视准确定位，然后切除部分 L5 下关节突，再确定进钉点。

（三）椎弓根螺钉直径及长度的选择

■ 椎弓根螺钉直径的选择。

● 根据患者椎弓根发育情况决定，X 线、CT、MRI 可提供参考。

● 腰椎一般选用直径 6.0～6.5 mm 螺钉。

● 骶骨一般选用直径 7.0～7.5 mm 螺钉。

■ 椎弓根螺钉长度的选择。

● 根据患者身高和椎体发育情况决定，X 线、CT、MRI 可提供参考。

● 根据笔者经验，L1～4 椎体一般选用长度为 50 mm 螺钉。

● L5 椎体一般选用长度 45 mm 螺钉。

● 骶骨一般选用长度 40 mm 螺钉。

● 椎体发育较小可选择更短螺钉，具体根据术中决定。

■ 理论上螺钉直径越大，进钉越深，固定越牢靠。

● 螺钉穿透椎体前方皮质骨后抗拔出力显著大于未穿透者。

● 穿透前侧皮质有损伤大血管和内脏的可能。

● 螺钉尽量位于椎弓根外壁和上壁。

● 穿透椎弓根内壁和下壁有损伤神经根的可能。

● 进入椎体的合适深度以标准侧位片上椎体 80% 为宜。

二、通道内徒手置钉技术

通道内徒手置钉相较于切开手术直视下置钉，由于解剖结构暴露有限，存在一定的难度。我们根据大量临床经验，探索出的通道内横突上缘根部探查定位法，在通道内有限的解剖暴露情况下可操作性强，准确率高，而且此技术也可应用于开放手术，减少肌肉和软组织的剥离和损伤。

■ 通道内徒手置钉的难点。

● 通道下术野局限，解剖标志暴露少，相较开放手术，置钉难度大。

● 腰椎滑脱、腰椎不稳、严重退变患者椎体后部解剖标志辨认困难。

● 翻修手术，解剖结构破坏不易通过上述的方法获得准确进钉点。

■ 通道内横突上缘根部置钉法（图 4-3，图 4-4）。

● 进钉点：探子紧贴关节突外侧缘探查到横突上缘根部，尖椎在其内下方 3 ~ 5 mm 处开口即为进钉点。

● 进钉方向：横断面上向前内倾斜，自 L1-S1 逐渐增大，矢状位上与终板平行。

■ 通道内横突上缘根部置钉法的技巧。

● 在通道内有限的解剖暴露即可通过探查确定横突上缘根部。

● 横突一般不存在增生、破坏。

● 解剖学上横突上缘平齐椎弓根上壁。

● 进钉尽可能靠近椎弓根上壁和外壁。

● 开路锥进入椎弓根遇到阻力一般为椎弓根上壁，向尾侧适度倾斜即可通过椎弓根上壁进入椎体后再恢复与上终板平行方向。

● 进钉点和进钉方向最终通过术中 X 线透视确定。

■ 通道内徒手置钉横突上缘根部定位法的优点。

● 根据横突上缘根部定位，操作简单易行。

● 解剖位置固定，避开混杂因素影响，准确率高。

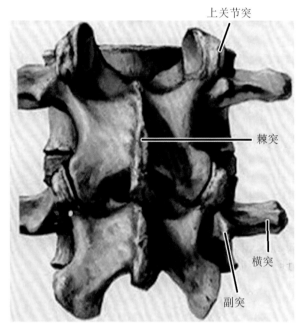

图 4-3　通道下横突探查定位进钉技术进钉点示意图。黄点为 Roy-Camille 进钉点，红点为 Magerl 进钉点，蓝点为 Krag 进钉点，绿点为横突探查定位进钉点

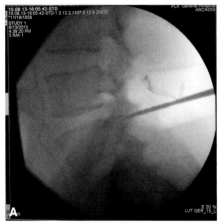
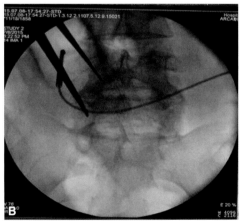

图 4-4　横突探查定位进钉技术
A. 在通道下制备钉道；B. 术中透视见钉道位置良好

● 滑脱椎体缺乏可辨认解剖结构，而横突上缘根部为可靠定位点。

● 避免损伤相邻节段的关节突关节和关节囊。

● 采用偏上、偏外的进钉点，可以避免椎弓根内壁及下壁的损伤。

三、经皮椎弓根螺钉置钉技术

在 C 臂透视、导航技术或机器人辅助下，可经皮植入椎弓根螺钉进行内固定。不需要切开直接暴露，可以有效减少肌肉软组织的损伤和出血。

■ 经皮植入椎弓根螺钉技术。

● 利用 C 臂或导航确定正确的手术节段。

● 在影像导引下经椎弓根安全植入合适深度穿刺针。

● 经穿刺针植入合适深度导针，拔出穿刺针。

● 经导针植入逐层扩张套管保护软组织。

● 合适尺寸的丝攻经导针旋入椎弓根内进行攻丝。

● 将椎弓根螺钉经导针旋入椎弓根和椎体内。

● 通过专用器械植入钛棒并加压锁紧。

■ 经皮植入椎弓根螺钉的优点。

● 能够达到普通椎弓根螺钉的力学强度。

● 经皮置钉对肌肉软组织的侵扰少。

● 出血少，术后恢复快。

■ 经皮植入椎弓根螺钉的缺点。

● 术中 X 线暴露大量增加。

● 植入专用螺钉价格昂贵。

● 学习曲线长。

经皮椎弓根螺钉内固定技术结合前、外侧入路椎间融合术，可应用于脊柱畸形、脊柱退行性疾病的治疗，此技术对腰背部肌肉、软组织的侵扰少，术后康复快。但是，经皮椎弓根螺钉内固定技术植入单枚螺钉就需要长约 18 mm 的皮肤切口，若行减压融合术，还需要另行选择切口，术中各步骤均需要反复透视，操作烦琐。相较之下，采用通道下手术切口不足 3 cm，即可完成减压、融合及内固定全部操作，学习曲线短，具有术中射线暴露少、创伤小、手术时间缩短等优点。

（王旭翮　毛克亚）

参 考 文 献

[1] 韩国脊柱神经外科协会. 脊柱外科手术图谱. 郭庆升译. 沈阳：辽宁科学技术出版社，2013.

[2] 刘忠军. 脊柱外科手术操作与技术. 北京：人民卫生出版社，2009.

第5章　MIS-TLIF 术中放射的安全性

一、术中透视的必要性

脊柱微创手术需要精准定位，从手术切口定位、椎间融合和植入椎弓根螺钉都需要精准定位，这些重要操作节点都离不开术中透视成像。透视成像为内置物的精确植入和手术整体的安全保驾护航。

MIS-TLIF 手术操作采用腰椎后路棘突两侧不足 3 cm 小切口，经肌间隙入路，手术在脊柱微创通道下进行，通道本身的周径决定了切口的位置及长度均不应超过 0.5 cm 的偏差，否则将极大地影响术中脊柱微创通道的植入、减压、植骨融合和椎弓根螺钉植入，这些操作的准确性都需要术中透视成像来保证。

- 手术定位方法。
- 术中 X 线拍照。
- 术中 C 臂、G 臂透视。
- 术中 O 臂、CT 导航技术。
- 机器人辅助操作技术。

二、透视成像的辐射量

成像技术依赖于 X 线的使用，例如普通放射、透视等，产生的电离辐射将对患者及术者产生一定的危害。评估术中透视成像常电的电离辐射的测量单位有很多，其中常用于衡量电离辐的危险的单位是希沃特（Sv）：即每千克（kg）人体组织吸收 1 焦耳（J），为 1 希沃特。希沃特（Sv）是个非常大的单位，因此通常使用毫希沃特（mSv），1 Sv=1000 mSv。此外，还有微希沃特（μSv），1 mSv=1000 μSv。

- 在职业领域，辐射测量单位是毫希沃特（mSv）或 1/1000 Sv。
- 美国 2014 年个人电离辐射平均剂量为 6.2 mSv。
- 医源性来源占个人全年照射量的 48%[1]。
- 美国职业安全和健康管理机构将医学从业人员考虑为辐射人员。
- 辐射保护国家咨询委员会和放射性保护国际委员会为辐射人员发布年度报告来提供建议的每年最高辐射剂量，两家机构给出的每年射线暴露极限剂量都是 50 mSv[2]。
- 辐射暴露剂量是没有临界值的，这就意味不存在某一个界限：低于它，肿瘤的发生率是零；高于它，就会发生肿瘤。
- 辐射暴露的影响在生命的全过程中会不断积累。
- 术中透视成像极大地增加了术者暴露于射线的时间和剂量。
- 穿戴铅服、使用铅板遮挡等可以有效减少放射线暴露剂量。
- 术中的任何屏蔽均不可能完全屏蔽辐射量。

三、人体器官受辐射限值

国际辐射防护委员会（International Commission on Radiological Protection, ICRP）

是提供辐射防护建议指南的专业国际咨询机构,它推荐了职业人员(包括医护人员)全身各组织器官的辐射年限值[3](表5-1)。

表 5-1　国际防辐射委员会推荐职业人员各组织器官辐射剂量限值

组织	每年累积剂量限值(mSv)
四肢	500
皮肤	500
甲状腺	300
晶状体	150
全身	50
其他组织器官	500

■ Ahn 等[3]学者提出了以下防护建议。

● 使用保护设备(穿戴铅围裙、铅铜脖、铅眼镜、铅手套等)。

● 遵循透视时间最短、距离透视最远原则。

● 手部远离射线束穿过路径。

● 透视左右位时站立在射线管的对侧。

● 透视前后位时保持射线球管在床下。

● 所有的医护人员佩戴辐射检测设备。

● 使用 X 线透视时采用自动曝光模式,在满足图像质量的前提下尽量使放射线最小化。

四、不同手术方式术中透视辐射剂量比较

见表 5-2。

表 5-2　不同术式中术者接受辐射剂量比较

术式	暴露时间(s)	患者接受的射线暴露(mSv)
经皮椎弓根螺钉植入[4]	84	2.3
脊柱微创通道椎弓根螺钉植入[5]	38.4	0.74

需要强调的是,穿戴铅服、甲状腺盾、铅眼镜等屏蔽防护是减少术中透视辐射暴露

有效的方法[6],但并不能完全屏蔽辐射。而MIS-TLIF 术式的改进是避免大量不必要透视的可行性选择,特别是微创通道下行 MIS-TLIF 手术过程中,术者可以在直视下置钉、减压、植骨和植入椎间融合器,解剖结构清晰,可以与开放手术保持一致的透视次数,将患者及术者接受的辐射量降至最低。

五、术中常用透视成像设备

见图 5-1,图 5-2,图 5-3。

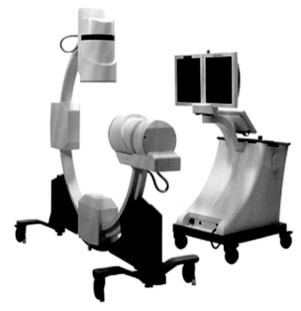

图 5-1　术中 G 臂

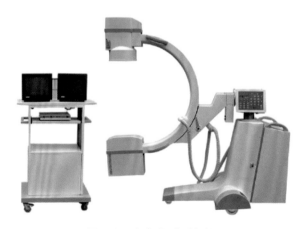

图 5-2　术中 C 臂透视仪

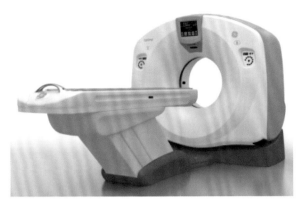

图 5-3　术中 CT

六、术中影像设备使用技巧

微创手术要求定位准确，合理使用影像学设备，在尽可能减少 X 线暴露的前提下，确认手术节段，提供充足的解剖信息辅助置钉，也可用于术毕内固定检查，评估手术效果（图 5-4）。

■ 正确确认手术节段（图 5-5）。

● 大约 15% 的人群会发生脊柱序列变异。

● 最典型变异为骶椎腰化或腰椎骶化。

● 应仔细对比术前 MRI 矢状位片和腰骶椎侧位 X 线片。

● 比对椎体形态、椎体间夹角、椎间隙高度，确定需要施行手术节段。

● 术中利用二维侧位成像与做好标记的术前侧位腰骶椎 X 线作对照。

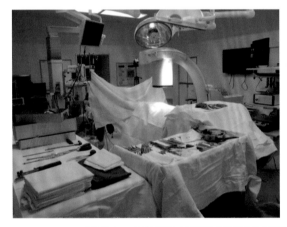
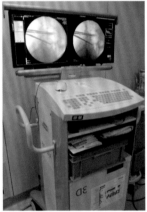

图 5-4　术中使用 C 臂透视显示通道下钉道二维影像

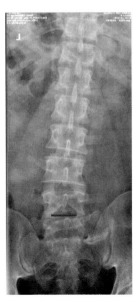
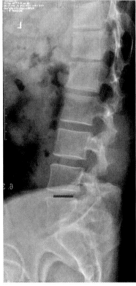
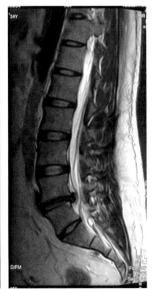

图 5-5　术前腰骶椎矢状位 MRI 与侧位 X 线片对照，确定手术节段，做好标记

■ 标准前后位透视图像：对于判断钉道位置非常重要（图 5-6）。

● 根据患者情况将 C 臂侧倾以获得最佳的标准前后位图像。

● 将棘突调整至椎体的正中线，使棘突与双侧椎弓根距离相等。

● 根据脊柱侧弯和旋转情况调整 C 臂，使上下终板前后缘对成一条线。

■ 标准侧位透视图像：对于判断钉道位置同样非常重要（图 5-7）。

● 根据术中患者体位和退变、侧凸倾斜 C 臂获得标准侧位图像。

● 将两侧椎弓根调整至完全重叠，特别是椎弓根下壁，以方便观察钉道位置。

● 根据脊柱曲度调整 C 臂，使椎体上下终板对成一条线。

■ 10°～ 15°斜位像透视（图 5-8）。

● 椎弓根螺钉穿破内壁，可造成神经根损伤和剧烈疼痛。

● 通道下置钉内倾角度可能过大，造成椎弓根内壁穿破。

● 标准前后位图像螺钉前端穿过中线即提示内壁穿破的可能。

● 双侧 10°～ 15°斜位像，即椎弓根螺钉轴位图像，可进一步观察椎弓根内壁的完整性。

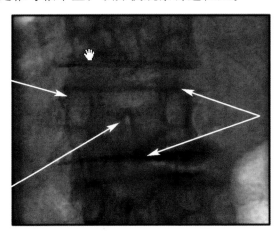

图 5-6　标准前后位像

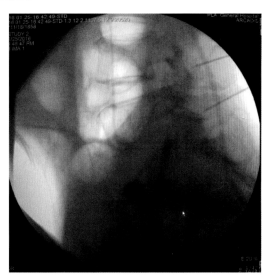

图 5-7　标准侧位像

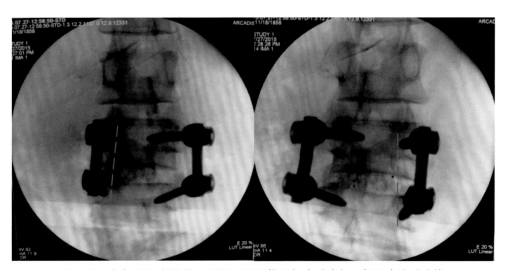

图 5-8　术中 15°斜位像：透视见双侧椎弓根内壁完好，螺钉未突破连线

● 将相邻两个椎弓根内缘连线，若螺钉向内超出该连线，说明螺钉可能突破内壁。

● 如果怀疑椎弓根内壁破损，则需拧出螺钉，用球探检查内壁，若有破损需重新制备钉道。

（李修璨　崔　庚）

参 考 文 献

[1] The National Council on Radiation Protection and Measurements. Ionizing Radiation Exposure of the Population of the United States, 2009. Available at www.ncrppublications.org/reports/160.

[2] Giordano BD, Baumhauer JF, Morgan TL, et al. Cervical Spine imaging using standard C-arm fluoroscopy. Spine33,2008: 1970-1976.

[3] Ahn Y, Kim CH, Lee JH, et a1. Radiation exposure to the surgeon during percutaneous endoscopic lumbar discectomy: a prospective study [J]. Spine, 2013, 38(7): 617-625.

[4] Jones DP, Robertson PA, Lunt B, et a1. Radiation exposure during fluoroscopically assisted pedicle screw insertion in the lumbar spine. Spine (Phila Pa 1976). 2000 Jun 15, 25(12): 1538-1541.

[5] Funao H, Ishii K, Momoshima S, et a1. Surgeons' Exposure to Radiation in Single- and Multi-Level Minimally Invasive Transforaminal Lumbar Interbody Fusion; A Prospective Study. PLoS One. 2014, 9(4): e95233.

[6] Taher F, Hughes AP, Sama AA, et a1. 2013 young investigator award winner: how safe is lateral lumbar interbody fusion for the surgeon? A prospective in vivo radiation exposure study [J]. Spine, 2013, 38(16): 1386-1392.

第 *6* 章 MIS-TLIF 适应证和禁忌证

无论是小切口通道下的腰椎微创融合术，还是传统切开手术，均需要慎重考虑手术的适应证和禁忌证。经椎间孔腰椎微创融合术（MIS-TLIF）的适应证和禁忌证详见框6-1和框6-2。

框 6-1   MIS-TLIF 适应证

1～2个节段腰椎融合
腰椎间盘突出症
腰椎管狭窄症
腰椎滑脱症（Ⅰ～Ⅱ度）
椎间盘源性腰痛
复发性腰椎间盘突出症
腰椎翻修手术（无内固定，责任节段1～2个）
退行性腰椎侧凸（责任节段1～2个）
腰椎肿瘤（1～2个节段姑息性手术）

框 6-2   MIS-TLIF 禁忌证

2个以上节段腰椎融合
Ⅲ度以上腰椎滑脱
显露深度超过7 cm（超级肥胖）
需要截骨的复杂腰椎畸形
多于2个节段腰椎矫形、减压、融合
腰椎肿瘤（需要整体切除）
复杂腰椎翻修手术（已有内固定）
腰椎感染性疾病
存在其他不能耐受手术的系统性疾病

■ MIS-TLIF 手术的适应证和禁忌证是相对的。

● 扎实的常规传统开放腰椎手术技术是MIS-TLIF 的基础。

● 建议初学者从较简单的单纯腰椎间盘突症、椎间盘源性腰痛入手。

● 随着对通道视野的适应和手术技能的提高，可以逐渐扩展适应证。

● 手术适应证选择建议从易到难，最后到富有挑战性病例。

● 将以往研究中重度骨质疏松列为 MIS-TLIF 禁忌证，但我们在直视下也可行骨水泥强化椎弓根螺钉，因此，可作为相对适应证。

● 后面章节详细讨论学习曲线和手术技巧。

■ 翻修或者脊髓栓系患者采用 MIS-TLIF 术式更具优势。

● 可以避开上次手术的瘢痕组织，从椎间孔直接显露。

● 避免神经根和硬膜囊的牵拉，特别是对脊髓栓系患者。

● 减少硬膜囊和神经根的损伤，特别注意神经根的变异。

● 已行内固定、经椎间孔融合的患者，由于 MIS-TLIF 显露有限，建议作为相对禁忌证。

■ 一般将肥胖患者作为 MIS-TLIF 手术的相对适应证。

● 肥胖患者由于脂肪层较厚，切口深，传统手术需做较长切口，并向外侧极度牵拉方可清晰显露解剖结构，显露时间长，同时增加了手术创伤和手术难度。

● MIS-TLIF 技术通过旁正中入路通过套筒逐级扩张植入工作通道，对于肥胖患者同样易于显露手术视野，仅需采用较长工作通道即可。

● 对于超级肥胖患者，皮肤到关节突深度超过 7 cm，采用通道手术受到视野和照明的限制，需要手术显微镜等放大设备；同时受到双极电凝和其他手术器械长度的限制，列为相对禁忌证。

（姜　威　陆　宁）

第 7 章　MIS-TLIF 术前精准评估

　　到医院就诊的腰椎患者往往主诉、病史和症状体征复杂，不但有常见腰椎间盘突出症、腰椎管狭窄，有时还伴有肿瘤、感染、神经血管畸形和神经内科疾病。因此，术前对患者进行精准评估至关重要，主要包括定位和定性的准确诊断、适应证和禁忌证的把握，以及与患者及家属全方位的沟通等。

一、术前精准评估

　　患者主诉、查体和影像学必须完全一致，如果不一致或者定位不明确，就必须增加其他检查。

　　■ 脊柱专科评估：在病史采集和体格检查的基础上，结合影像学检查，判断患者临床症状、体征、影像学检查结果三者是否符合，精准进行疾病诊断和责任间隙定位。

　　● 病史：患者第一手完整、详细的病史资料，包括疼痛麻木部位、发病原因、发病过程、治疗经过、有无缓解等。

　　● 体格检查：全面物理检查，包括神经系统全面的肌力、感觉、腱反射、病理反射和其他检查。

　　● 影像学：常规包括腰椎（正侧、双斜、过伸过屈位）、CT、MRI 资料，确定是否是与症状和体征一致的影像学表现。

　　● 注射检查：常规检查无法明确病情或者无法确定病变节段，选择性神经根封闭、关节囊封闭等注射性检查可进一步明确诊断。

　　● 其他：必要时完善肌电图和诱发电位、核素骨扫描（ECT）、超声、PET-CT、脊髓造影等其他检查。

　　■ 非脊柱评估。

　　● 心理问题、社会问题、法律纠纷、经济问题等因素往往会影响患者的主诉和体征，必须仔细评估区分。

　　● 社会心理方面：了解患者工作、家庭、环境等因素是否与患者症状间存在相关关系。

　　● 多学科综合性疼痛会诊：对于复杂、难以明确原因的疼痛，通过多学科会诊明确病因，排除周围神经、交感神经、心理性、风湿性等各种因素的影响。

　　● 明尼苏达多项人格测验（Minnesota Multiphasic Personality Inventory，MMPI）：是迄今应用极广、颇富权威的一种纸 - 笔式人格测验，通过不同人显著不同的反应模式，测验和鉴别精神疾病。

二、术前影像学检查内容及意义

　　■ 术前 X 线检查。

　　● 腰椎正侧位 X 线片：观察腰椎序列，有无腰椎骶化或者骶椎腰化，是否存在腰椎滑脱、侧弯、后凸等，以及骨质疏松等情况。

　　● 腰椎双斜位 X 线片：判断有无峡部裂，注意椎间孔大小和骨赘增生、压迫等因素。

　　● 腰椎过伸过屈位 X 线片：判断腰椎动力稳定性，是否存在应力性滑脱和不稳因素。

　　■ 腰椎 CT 平扫。

　　● 突出的椎间盘是否有钙化、钙化程度

和范围等。

● 有无椎小关节骨质增生，椎间孔是否狭窄。

● 椎管狭窄程度，是否存在骨性椎管狭窄。

● 椎体和附件是否存在骨质破坏，排除肿瘤、感染等骨质破坏。

● 必要时增加腰椎三维重建，特别注意是否存在峡部裂。

● 椎弓根发育和结构是否正常，是否可行内固定和置钉相关信息。

● 翻修手术了解上次手术骨性结构完整性、内固定位置等。

■ 腰椎 MRI 平扫。

● 椎管内是否存在神经结构异常，例如神经根囊肿、硬膜内占位等。

● 是否存在脊髓栓系、圆锥低位。

● 神经根、硬膜囊等结构与致压物的毗邻关系。

● 黄韧带增生和椎管狭窄情况。

● 评估皮肤表面到脊柱的深度，为通道型号的选择提供指导，同时可判断是否超过最长通道而不适合 MIS-TILF 手术。

需要强调的是 X 线检查的重要性，不可因有 CT、MRI 检查而忽视 X 线检查。全长腰椎 X 线片明确是否存在移行椎和责任间隙，屈伸位 X 线片可提供腰椎动力学信息。

三、注射性检查

■ 注射性检查的意义。

● 术前评估关键：精准定位责任间隙。

● 必要性：精准减压，不做预防性手术。

● 部分患者症状明显，但影像学检查无明显异常，无法定位责任间隙。

● 影像学检查提示多节段病变，体格检查无法达到精准定位。

■ 注射性检查常见入路。

● 经安全三角入路：沿椎弓根下壁对神经根出口区域进行神经根封闭，可能造成神经根刺激症状（图 7-1）。

● 经 Kambin 三角入路：沿椎弓根走行区域进行神经根封闭，更少出现神经根刺激症状（图 7-2）。

● 研究对比两种术式：两种封闭效果上未见明显差异，但是经 Kambin 三角入路操作更简单，更少出现神经刺激症状，因此我们在临床上多采取经 Kambin 三角入路[1]（图 7-3）。

● 椎板间孔入路：部分高髂嵴患者经椎间孔穿刺 L5 ～ S1 间隙困难，可经椎板间孔入路穿刺行神经根封闭。

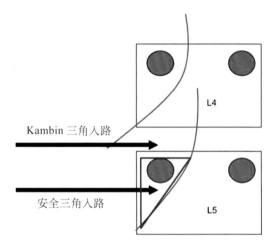

图 7-1　通过 Kambin 三角入路及安全三角入路封闭 L5 神经根

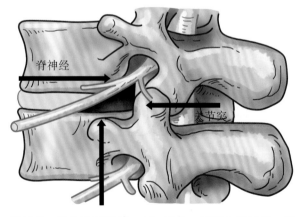

图 7-2　黑色三角即 Kambin 三角，斜边为出口根，底边为下位椎体上缘，垂直边为行走根

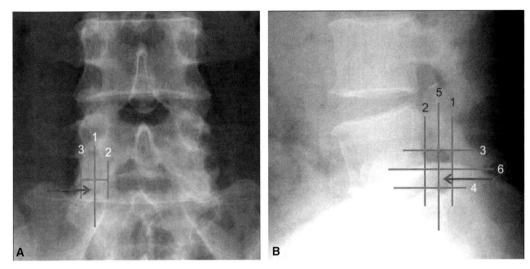

图 7-3　经椎间孔入路行 S1 神经根封闭，箭头提示在正侧位上穿刺针尖所在位置

A. 1、2、3：腰椎正位 X 线上将椎间孔四等分，穿针法末端位于外下象限；B. 1、2、3、4、5、6：
腰椎侧位 X 线上将椎间孔四等分，穿刺针末端位于后下象限

■ 经 Kambin 三角入路神经根封闭术的
技术要点（图 7-4）。

● 通过病史、查体及辅助检查预判可能
的责任间隙，拟定待封闭神经根。

● 使用腰椎穿刺包作为消毒液、麻醉药盛
放平台，术中选用合适大小的穿刺针，临床上
常使用带有刻度的 18 G 穿刺针(图 7-5, 图 7-6)。

● C 臂透视确定针尖到达理想位置，回

吸无血液及脑脊液后注射利多卡因 1ml（浓
度为 1%），Yeom 等报道使用剂量为 2% 的利
多卡因 1 ml[2]。对于麻醉药的剂量及剂型文
献报道不一，但是低浓度利多卡因的敏感性
相应降低而特异性增高[3]。

● 敷贴包扎穿刺伤口，嘱患者下手术床
活动。观察症状缓解程度，评估穿刺效果（评
估指标见后）。

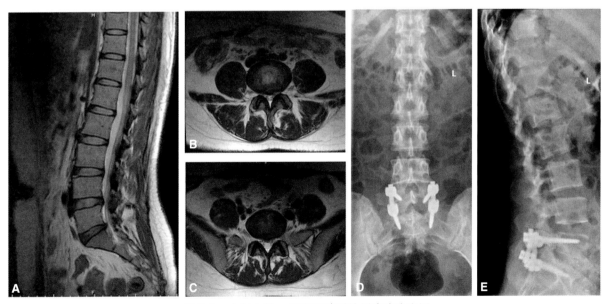

图 7-4　中年女性，以左下肢后外侧疼痛为主诉

A. MRI：L4/5、L5/S1 椎间盘突出；B. MRI：L4/5 椎间盘突出；C. MRI：L5/S1 椎间盘突出，经 L5/S1 间隙 Kam-
bin 三角封闭 S1 神经根，患者左下肢症状完全缓解，次日行 L5/S1 MIS-TLIF 手术，术后症状完全缓解

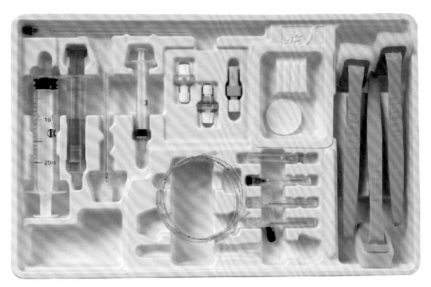

图 7-5   腰椎穿刺包，注射器用于配制 1% 利多卡因，粗针头用于穿刺前扩皮

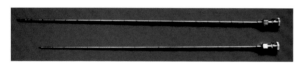

图 7-6   带有刻度的穿刺针便于了解穿刺深度

● 如果单根神经根封闭后，症状缓解满意，即可确定责任间隙。如果症状缓解不充分，可继续在头侧节段行神经根封闭，进一步明确责任间隙（图 7-7）。

■ 经 Kambin 三角入路神经根封闭术效果评估指标及注意事项。

术前及术后使用 VAS 评分有助于定量评估封闭治疗效果，但在与患者的交流中，发现患者常以疼痛缓解比例来评价封闭效果。Yeom 等通过诊断性试验设计，确定疼痛缓解 70% 作为诊断阳性的标准[2]。对于阴性患者，排除脊柱退行性疾病，建议患者到疼痛综合门诊进一步会诊，明确病因。

● 术前与患者充分沟通，明确该注射性检查目的为诊断而非治疗。

● 为避免出现穿刺并发症，建议由已掌握穿刺技术的医师进行操作。

● 使用稀释利多卡因（浓度为 1%），阻断感觉功能，保留运动功能，剂量应严格控制在 3 ml 以内，避免利多卡因大面积扩散后，封闭多根神经根，影响封闭效果的判断。

● 常见的并发症有下肢肌力暂时性减弱和麻木，若穿刺位置不当或者患者存在神经、血管变异，可引起少见的硬膜外血肿、神经根刺激性疼痛、血栓形成、缺血性神经损伤等并发症，术前详细告知患者，如果出现以上并发症应积极处置。

● 若患者为双侧症状，建议行症状较重侧封闭，但后期术中需行双侧减压。

● 封闭术应从尾侧间隙向头侧间隙依次进行操作，以便于术后效果判断，避免干扰因素。

● 若怀疑患者为极外侧椎间盘突出，可考虑行经安全三角入路封闭术，或者经上位间隙行经 Kambin 三角入路封闭术。

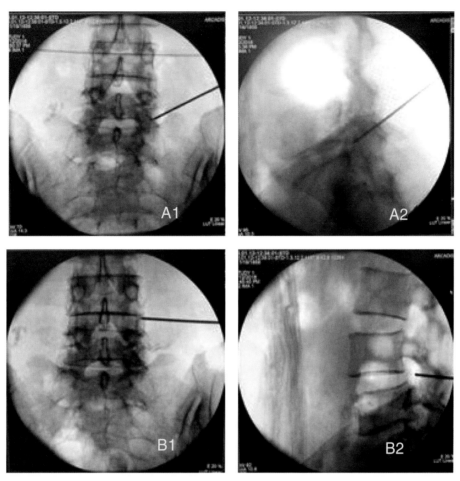

图 7-7　老年女性，以双下肢疼痛、麻木，左侧重于右侧为主诉，入院 MRI 检查提示多节段椎间盘突出。经 L4/5 Kambin 三角入路封闭 L5 左侧神经根（该患者伴腰椎不完全骶化），患者诉左侧大腿疼痛缓解（A1、A2），左小腿外侧疼痛缓解约 50%，后经 L3/4 Kambin 三角入路封闭 L4 神经根（B1、B2），症状未见进一步改善。遂行 L4/5 MIS-TLIF 手术，术后双下肢疼痛缓解

（张大鹏　王旭翾）

参 考 文 献

[1] Ji Woong Park, Hee Seung Nam, et al. Kambin's Triangle Approach of Lumbar Transforaminal Epidural Injection with Spinal Stenosis [J]. Annals of Rehabilitation Medicine, 2011, 35: 833-843.

[2] Yeom JS, Lee JW, Park KW, Chang BS, Lee CK, Buchowski JM, et al. Value of diagnostic lumbar selective nerve root block: a prospective controlled study. AJNR Am J Neuroradiol,2008, 29:1017-1023.

[3] Datta S, Manchikanti L, Falco FJ, Calodney AK, Atluri S, Benyamin RM, et al. Diagnostic utility of selective nerve root blocks in the diagnosis of lumbosacral radicular pain: systematic review and update of current evidence. Pain Physician, 2013, 16:Se97-124.

第 8 章　MIS-TLIF 八大精准操作技术

由于 MIS-TLIF 手术操作通道和视野有限，因此其手术切口定位、通道植入及减压融合等操作必须做到精准，才能保证手术操作顺利和术后的效果。微创手术操作创伤小、出血少、神经损伤少、康复快，但并不能因此带来手术时间的延长。熟练掌握以下八大精准 MIS-TLIF 操作技术，可逐渐缩短手术时间，并可短于传统切开手术时间。

一、精准经皮定位

■ 麻醉与体位（图 8-1）。

● 一般采用全身麻醉。

● 俯卧于手术台上，胸部与骨盆处软垫支撑。

● 腹部悬空，降低腹腔压力，减少硬膜外静脉丛压力和出血。

● 有利于腰椎保持前凸体位进行融合和固定。

■ 经皮定位方法（图 8-2）。

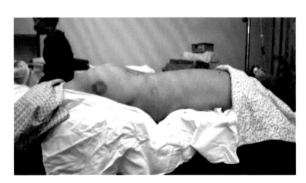

图 8-1　手术体位

● 麻醉铺单后，后正中线旁开 3 cm 左右插入两枚长定位针。

● 正位透视：定位针内倾 10°～15°，针尖位于椎弓根中心至外缘之间。

➢ 确认皮肤切口距离后正中线距离和内倾角度。

➢ 旁开距离与患者高矮胖瘦和椎体个体发育有关。

● 侧位透视：定位针在椎弓根延长线上，与上终板平行。

➢ 确认皮肤切口头尾位置和尾倾角度。

➢ 尾倾方向与个人腰椎前凸和体位有关。

● 定位时必须同时行正位、侧位透视，定位针方向代表将要放置工作通道的方向，而受投照角度和腰椎前凸等因素影响，单纯正位像常会出现针头位置良好，在侧位像上却不在手术间隙的情况。

■ 精准经皮定位的意义。

● 微创手术切口小，暴露位置有限，需要精准定位，特别注意腰椎前凸的变化。

● 精准定位→精准植入工作通道→精准钉道→准备方便减压操作、方便融合操作→漂亮手术（图 8-3）。

● 如果皮肤切口位置不佳，将人为的为后续手术操作增加许多困难，甚至手术间隙错误，也就是"没有困难，创造困难也要上"（图 8-4）。

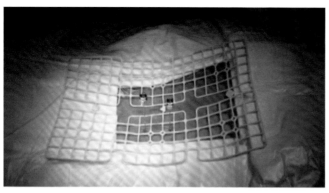

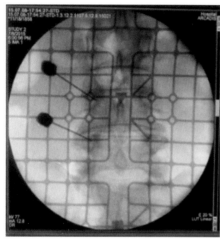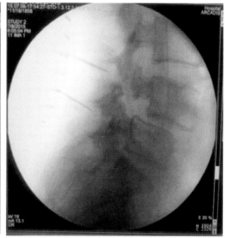

图 8-2　正侧位 C 臂透视精准确定手术切口

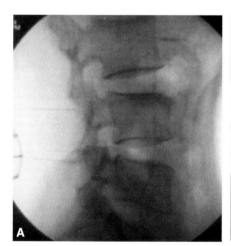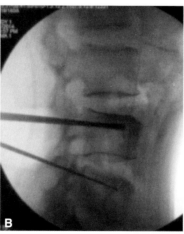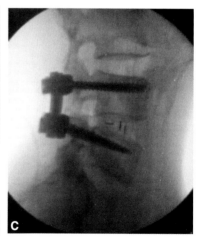

图 8-3　精准定位是精准置钉和漂亮手术的前提
A. 定位针精确定位；B. 透视钉道位置良好；C. 透视确认内固定位置

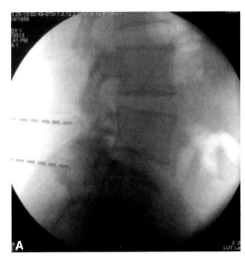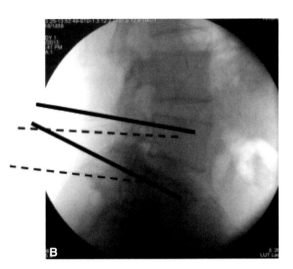

图 8-4　进针位置正位看似正对手术间隙，实则差之毫厘（虚线），将为手术减压造成不便，理想
定位针位置与工作通道最终位置一致（实线）

A. 错误定位方向；B. 理想定位方向

二、精准工作通道植入

■ 手术切口位置选择。

● 在两定位针间做长约 2.5 cm 纵行切口（图 8-5）。

➢ 建议首次切口宁小勿大，容许示指及 Cobbs 剥离子通过即可。

➢ 若存在偏差，可适当向一侧适当延长，给自己一次调整切口位置的机会。

● 切开皮肤及脂肪后，按照定位针方向，适当尾倾并稍向内倾 10°～15°，切开深筋膜（图 8-6）。

➢ 撑开工作通道后，通过皮肤和深筋膜夹角可将工作通道相对弹性固定在底部工作区域。

➢ 可以不用自由臂另行固定，即可将工作通道按照预定内倾和尾倾角度固定，从而减少感染机会和节省手术时间。

➢ 工作通道相对弹性固定有利于后面减压、椎间盘切除、融合、置钉固定等操作。

■ 切口内软组织剥离方法。

● 手指钝性分离肌肉间隙，确认峡部和上下关节突位置（图 8-7）。

● Cobbs 剥离子沿切口平行达峡部后，旋转 90°，与峡部垂直剥离。

● Cobbs 剥离子钝性剥离附着在椎板、关节突上的肌肉等软组织（图 8-8）。

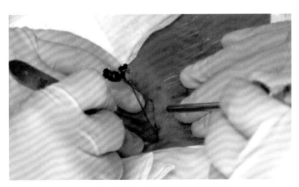

图 8-5　顺着两针沿线切开皮肤

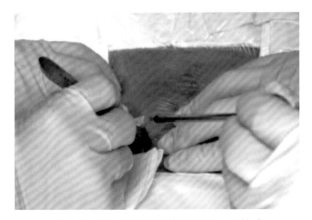

图 8-6　稍向内倾切开皮下组织、深筋膜

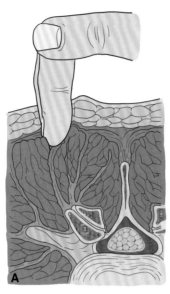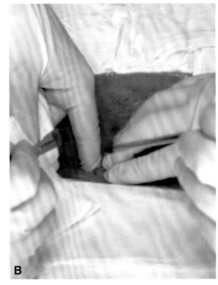

图 8-7　手指钝性分离，经肌间隙至椎体峡部，可触及上下关节突
A. 示意图；B. 实操图

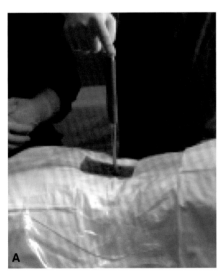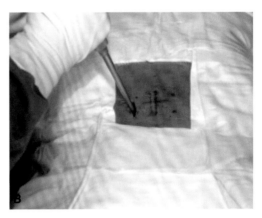

图 8-8　Cobbs 剥离子沿椎板剥离附着在椎板及上下关节突上的肌肉
A. 上下剥离肌肉；B. 内外剥离肌肉

● 通过剥离可以在工作通道植入后直接抵在峡部和关节突表面，明显减少通道底部软组织残留和损伤。

● 传统方法直接植入逐级扩张通道和工作通道将导致大量软组织残留，增加肌肉等软组织损伤。

■ 逐级扩张通道植入方法（图 8-9）。

● 第一级扩张通道按照预定内倾和尾倾方向，前端抵在峡部，依次植入逐级扩张通道。

● 建议旋转植入逐级扩张通道，利于钝性分离、扩张周围肌肉等软组织。

● 操作时由助手辅助固定中心杆，确保中心杆抵压在峡部位置，避免中心偏移。

■ 工作通道植入方法（图 8-10）。

● 根据最后逐级扩张通道上标记的刻度，选择合适型号的工作通道。

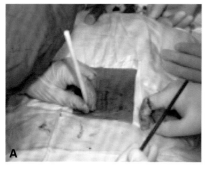
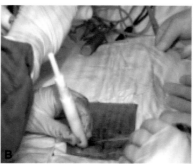
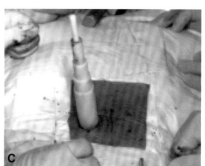

图 8-9　由细到粗逐级旋转植入扩张通道

➢ 通道型号选择过大，人为无效通道深度增加，加大手术操作难度。

➢ 通道型号选择过小，底部视野内残存肌肉等软组织太多，影响手术操作并增加软组织损伤。

➢ 双侧工作通道并不一定是相同型号，需根据实际情况选择。

➢ 建议减压融合侧切口略偏内，有利于减压、椎间融合等相关操作，选择工作通道型号可能略小。

➢ 建议单纯置钉侧切口略偏外，方便钉道准备和螺钉植入，选择工作通道型号可能略大。

● 旋转置入可扩张工作通道，前端抵在关节突上。

● 一般可扩张工作通道扩张后的外圈最终位置在尾侧，有利于减压、植骨、融合等操作。

● 撑开钳纵向撑开工作通道，接通光源。

● 闭合的可扩张工作通道可完全隔离周围肌肉并起到压迫止血的作用。

● 凭借皮肤和深筋膜等周围组织的牵张作用，通常工作通道可相对弹性固定，底部即为工作区域，不需另行自由臂协助固定（图8-11）。

● 一个理想的工作通道应与术前预定的螺钉植入方向有大体一致的内倾角度和尾倾角度。

三、精准钉道准备

■ 底部工作区域准备。

● 由于可扩张通道底部工作区域显露范围有限，应根据局部有限的组织显露辨认椎体整体后部解剖结构。

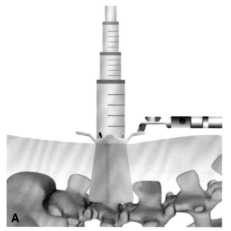
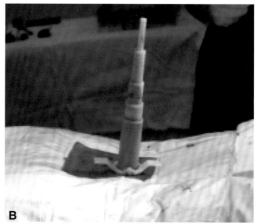

图 8-10　植入合适型号的工作通道
A. 示意图；B. 实操图

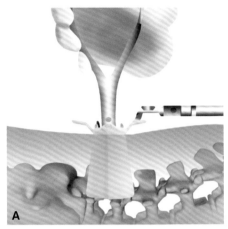
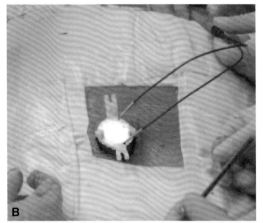

图 8-11　工作通道底部撑开，接通光源。一般情况下高分子通道可自动固定，不需辅助自由臂

A. 撑开工作通道；B. 接入光源

● 理想的工作通道植入位置应正好在底部工作区域，即可直接显露上下关节突、峡部、椎板等解剖结构。

● 如有残留软组织可用长头电刀、髓核钳等进一步清理，直到清晰显露局部结构（图8-12）。

● 若残存肌肉、脂肪组织菲薄，直接切除即可；若残存肌肉软组织较厚，建议重新放置工作通道。

● 对于腰椎滑脱、局部退变增生严重和翻修的患者，通道底部残留软组织较多，清理时特别注意辨别解剖结构。

■ 椎弓根螺钉钉道准备。

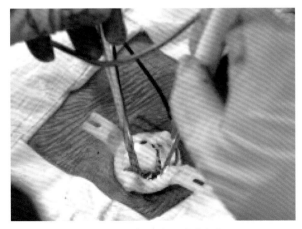

图 8-12　电刀清理残余组织

● 通道内显露区域较小，建议采用本书第 4 章（MIS-TLIF 椎弓根螺钉内固定技术）中介绍的横突上缘根部探查定位法，可在解剖标志显露较少的情况下准确定位。

● 在解剖结构显露清楚的前提下，也可采用"人"字嵴定位法等其他方法确定进钉位置。

● 如果结构结构不能辨认清楚，可在 C 臂透视或者导航下进行钉道准备。

● 钉道定位必须采用 C 臂透视确定钉道位置良好、手术间隙无误后，方可进行下一步操作（图 8-13）。

➤ 必须正侧位透视确认钉道位置，正位影像确认钉道是否偏内和偏外，侧位影像确认钉道是否偏上和偏下。

➤ 正位影像尤其重要，但金属通道在正位 C 臂透视，由于金属的阻挡，往往无法确认钉道位置。

➤ 高分子通道由于可透过 X 线不显影，正位影像更利于骨性结构的辨认，必要时可用 10° ～ 15° 斜位影像进一步确认钉道位置。

● 根据选用的椎弓根螺钉直径，选择合适尺寸攻丝扩大钉道，然后用骨蜡封堵钉道备用。

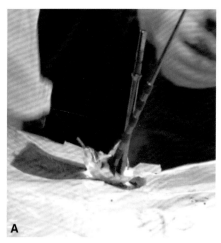 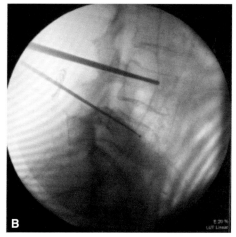

图 8-13　钉道准备后必须采用 C 臂透视确认钉道位置和间隙后方可进行下一步操作
A. C 臂透视外景图；B. C 臂透视图

➤ 解剖结构完整的情况下，有利于徒手置钉的准确性和安全性。

➤ 提前钉道准备有利于下一步减压的解剖结构辨认，避免减压范围过大而损伤钉道和螺钉的力学强度。

➤ 工作通道底部工作区域显露范围有限，如果提前直接植入椎弓根螺钉，会影响下一步减压、融合等操作。

四、精准减压

■ 减压操作步骤（图 8-14）。

● 切除上位椎体下关节突和部分椎板，直至黄韧带附着点。

● 切除下位椎体上关节突上部和反折部分，沿黄韧带下部附着点切除。

● 切除局部黄韧带。

● 显露硬膜囊、神经根和椎间盘外缘，清楚暴露 Cambin 三角。

■ 关节突和椎板切除技巧。

● 如果采用磨钻或者超声骨刀，可沿峡部和棘突根部将下关节突、部分椎板整块切除。

● 关节突退变和增生严重患者，下关节突整块取出困难，可将其切成数块再分别取出。

● 如果采用骨刀凿除，建议将下关节突分块凿除。

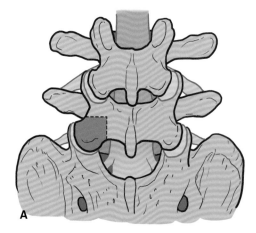 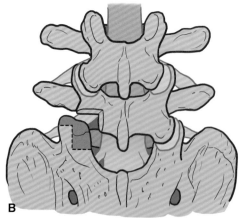

图 8-14　按照标准 TLIF 术式：切除下关节突及下位椎体上关节突上部、反折部
A. 切除上位椎体下关节突；B. 切除下位椎体上关节突以及反折部

➤ 骨刀自下位椎体上关节突面重叠部位小块凿除上位椎体下关节突，可避免骨刀进入椎管损伤硬膜囊和神经根。

➤ 凿除下关节突至显露椎管和黄韧带部位，改用椎板咬骨钳进一步切除椎板，直至黄韧带附着点。

➤ 如果骨刀直接从峡部凿断，峡部骨质坚硬，容易造成内层皮质骨劈裂至上位椎体椎弓根下壁，损伤出口神经根。

■ 神经根精准减压技巧（图 8-15）。

● 椎管和神经根的精确减压直接决定患者术后短期临床效果。

● 如果侧隐窝狭窄严重，可采用 2～3 mm 椎板咬骨钳沿出口神经根管进一步减压。

● 如果中央管狭窄，可沿棘突根部向对侧椎板方向凿除内层皮质骨，清除黄韧带后进行全椎管减压。

● 如果椎间盘向上脱垂，可进一步向上咬除椎板和峡部，直至上位椎体椎弓根下壁，可清楚显露出口神经根。

● 如果极外侧突出和狭窄，可沿椎间孔和出口神经根向外侧进一步减压。

● 翻修病例一定要辨认清楚解剖结构，仔细进行剥离操作，避免神经根和硬膜囊损伤。

五、精准止血

■ 精准止血的意义。

● 硬膜外静脉丛丰富（图 8-16），容易出血，影响手术操作并延长手术时间。

● 出血可形成局部血肿，增加神经损伤和感染发生率。

● 通道内工作区域有限，出血将影响解剖结构的显露。

■ 精准止血技巧。

● 必须保证腹部悬空体位，这样可以减少腹膜后压力，促进静脉回流，利于硬膜外静脉丛压力降低和止血。

● 在保证内脏和大脑灌注前提下，尽可能降低血压，这样可以降低硬膜外静脉丛压力，利于压迫和双极止血。

● 切除关节突、椎板断面可能持续渗血，可采用骨蜡封堵骨面。

● 硬膜外静脉丛采用预止血方法。

➤ 在牵拉和剥离硬膜囊和神经根前，先用双极电凝对未出血静脉丛进行凝结处理。

➤ 凝结后的静脉丛采用尖刀锐性切断后，再钝性向周围剥离显露椎间盘，剥离后的静脉丛如果出血可再用双极电凝止血。

➤ 未凝结的静脉丛直接剥离，可能导致

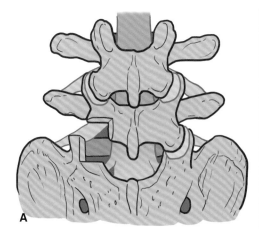
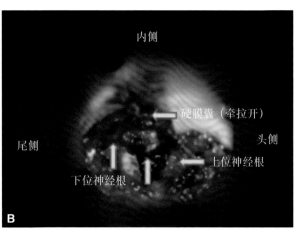

图 8-15　通道下视野及示意图，可见神经根走行及椎间盘

A. 切除部位示意图 ；B. 通道下视野图

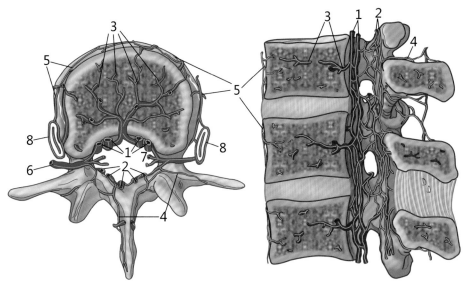

图 8-16   硬膜外静脉丛

1. 椎管前静脉丛；2. 椎管后静脉丛；3. 椎体内静脉丛；4. 椎体后外侧静脉丛；5. 椎体前外侧静脉丛；6. 节段静脉；7. 神经根静脉；8. 腰升静脉

静脉丛多处撕裂和大量术野渗血，增加双极电凝止血的困难。

● 个别患者静脉丛止血困难，可采用小棉片压迫止血，可以结合流体明胶、明胶海绵、1961 止血纤维等材料进行止血。

六、精准椎间盘切除

■ 精准椎间盘切除的意义。

● 精准椎间盘切除决定椎管内硬膜囊和神经根的减压效果，直接影响患者术后短期临床疗效。

● 精准椎间盘切除决定椎间盘纤维环和软骨终板是否清除干净，直接影响植骨量、椎间融合器植入位置和术后远期骨性融合效果。

● 注意保护椎间盘上下骨性终板，过度清除骨性终板可能导致植骨块和椎间融合器下沉，影响椎间隙高度和融合效果。

■ 精准椎间盘切除方法（图 8-17）。

● 切除关节突、椎板和黄韧带后，探查神经根走行，神经根拉钩将硬膜囊和行走神经根牵向内侧，显露椎间盘。

● 清理椎间盘表面覆盖的脂肪等软组织，注意静脉丛止血和硬膜囊、神经根表面的韧带和粘连。

● 小刀切开纤维环后，采用从小到大不同型号铰刀快速清理髓核和纤维环组织，直至骨性终板为止。

● 使用椎板咬骨钳清理椎间盘切口处残留后纵韧带、纤维环，利于进一步纤维环和软骨终板清理、后期植骨和椎间融合器植入。

● 直行刮匙清理正下方纤维环和软骨终板，左弯和右弯刮匙清理对侧纤维环和软骨终板。

● 直行和前弯髓核钳清理不同部位髓核、纤维环和软骨终板，注意髓核钳操作范围不可超越外层纤维环。

■ 精准椎间盘切除技巧和注意事项。

● 良好的止血和视野有利于快速、彻底清除椎间盘，避免对硬膜囊和神经根的损伤。

● 熟悉不同类型椎间盘清除工具使用技巧，提高椎间盘的清除效率和安全性。

● 椎间盘清除量根据椎间盘高度和退变程度有关，可使用 10 ml 空注射器对清除的椎间盘组织进行计量（图 8-18）。

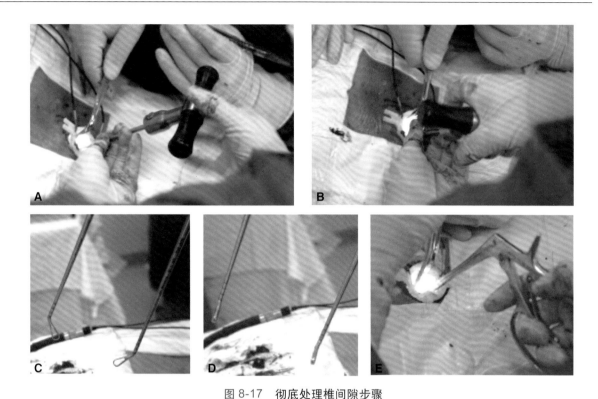

图 8-17　彻底处理椎间隙步骤

A，B. 使用不同型号绞刀处理椎间盘；C，D. 使用刮匙处理终板；E. 使用髓核钳取出残留髓核以及终板

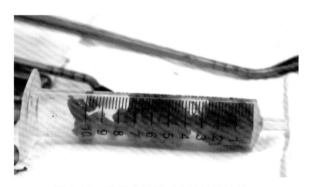

图 8-18　使用注射器对去除的髓核计量

● 合适的椎间盘清除量既可保证植骨量和融合率，又方便椎间融合器植入；过度椎间盘清除量既延长手术时间，又增加周围组织损伤的风险。

➢ 椎间盘高度 10 mm 以上，椎间盘清除量在 8 ～ 10 ml。

➢ 椎间盘高度 8 ～ 10 mm，椎间盘清除量在 6 ～ 8 ml。

➢ 椎间盘高度过小和退变严重，椎间盘清除量明显减少。

七、精准植骨融合

■ 精准植骨融合的意义。

● 精准椎间植骨融合可有效恢复椎间隙高度和腰椎生理前凸，有助于患者获得早期功能恢复和更好的临床疗效。

● 精准椎间植骨融合是保证椎体间最终骨性融合的前提，并直接影响患者术后长期临床疗效。

● 精准椎体间植骨融合有助于早期的生物力学稳定性，预防植骨吸收和椎间融合器下沉，减少内固定失败发生率。

■ 精准植骨融合方法。

● 一般收集局部切除的自体骨作为植骨材料，对于翻修、骨质疏松等患者局部自体骨量不够，可加用同种异体骨或人工骨。

● 可将植骨材料预装在 2.5 ml 注射器内，可快速将植骨材料推送到椎间隙植骨区域，节省手术时间并减少植骨材料的散落（图 8-19）。

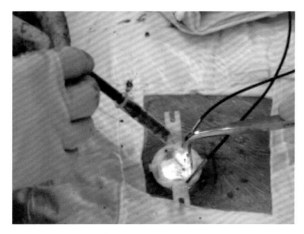

图 8-19 通道内空间狭小，采用 2.5 ml 注射器植骨操作方便、节省时间

● 采用植骨棒或前弯髓核钳将植骨材料推送到椎间隙前部，然后再采用旋转植入法将椎间融合器送到合适位置。

● 采用前弯髓核钳自椎间融合器和后纵韧带间隙向对侧探查，取出间隙内向后突出纤维环和植骨材料，预防对侧出现神经根压迫症状。

● 局部冲洗，检查有无碎骨粒、游离椎间盘，探查硬膜囊、神经根及椎间孔，确保减压充分。

■ 椎间融合器的选择和旋转植入方法（图 8-20）。

● 一般选择直形上下弧面椎间融合器，

高度根据试模决定，植入单枚椎间融合器长度最好在 30 mm 左右，双枚椎间融合器长度在 22 ～ 23 mm。

● 前端呈子弹头形椎间融合器，既方便植入，又可通过前端形状撑开椎间隙，适当恢复椎间隙高度。

● 在植骨完成后，将椎间融合器斜行植入椎间隙，内倾角度 30°～ 45°，在椎间融合器尾部与椎体后缘平行后去掉把持器。

● 采用前端粗糙面细植骨棒敲击椎间融合器尾部，使其在椎间隙发生旋转，直至椎间融合器接近左右平行植入椎间隙（图 8-21）。

➢ 平行植入上下弧形椎间融合器，可使其表面和椎体上下终板获得最大接触面和力学稳定性，避免椎间融合器下沉。

➢ 平行植入椎间融合器，由于对侧后纵韧带完整，可有效避免椎间融合器向后方脱出，除非椎间融合器可模拟旋转植入过程退出。

➢ 平行将椎间融合器植入椎间隙中前，然后再通过后方钉棒系统加压，可有效恢复腰椎生理前凸。

八、精准加压固定

■ 精准加压固定的必要性。

● 采用普通万向椎弓根螺钉直视下置钉，

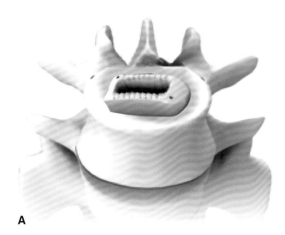

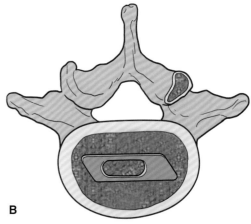

图 8-20 植入椎间融合器

A. 椎间融合器斜行植入椎间隙（内倾角 30°～ 50°）；B. 敲击椎间融合器尾部，最后椎间融合器与椎体后缘平行

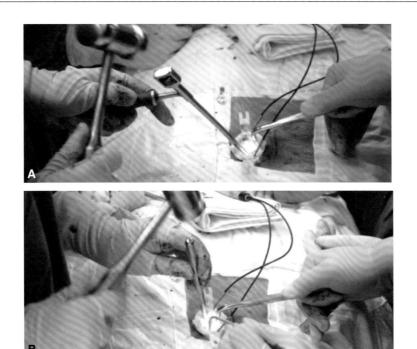

图 8-21　植入椎间融合器

A. 植入椎间融合器的示意图；B. 使用锤骨棒调整椎间融合器使其与椎体的缘平行

可以完全避免 X 线暴露，节省内固定费用。

● 普通万向椎弓根螺钉缺乏微创专用加压和锁定器械，必须通过杠杆原理将加压力量从通道外传递到螺钉上。

● 精准的加压固定可有效恢复和保持腰椎生理前凸，维持椎间融合器位置。

● 精准的加压固定可获得可靠的早期生物力学稳定性，利于患者早期功能恢复和椎体间固定融合。

■ 精准加压固定的方法。

● 按预先准备好的钉道，直视下将普通万向短尾椎弓根螺钉准确旋入钉道，注意角度、方向和深浅，避免进入假道（图 8-22）。

● 将合适长度钛棒按生理前凸预弯，建议使用 JOCA 钳倾斜适当角度夹持钛棒，放入螺钉凹槽后将钛棒调整水平合适位置（图 8-23）。

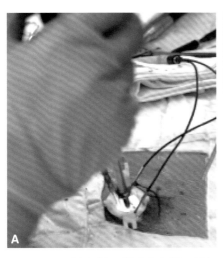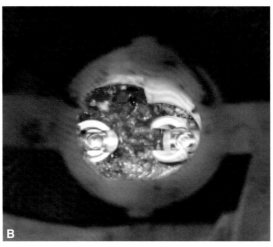

图 8-22　通道内直视下置钉，适用于大部分国产螺钉和配套置钉器械

A. 植入螺钉；B. 螺钉在通道内位置

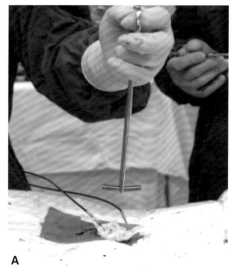
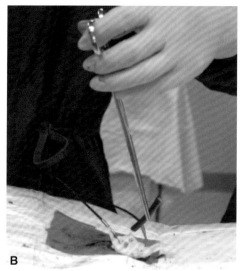

图 8-23　倾斜植入钛棒

A. 选取 4 cm 钛棒；B. 倾斜置入通道内

● 将一侧螺钉锁紧，通过短的螺母把持器将其引导到通道外，另一枚未锁紧螺钉通过长柄改锥将其同样引导到通道外。

● 在远离通道侧用合适粗细金属棒作为杠杆支点，靠近通道侧采用加压器加压后锁紧螺母（图 8-24）。

● 最后采用 C 臂透视确定螺钉和椎间融合器位置正确后，探查神经根减压彻底，无明显出血，生理盐水冲洗后直接关闭伤口（图 8-25，图 8-26）。

● 为缓解术后切口疼痛，我们建议取 0.75% 罗哌卡因 1 支（10 ml），与等量生理盐水混合，进行切口周围皮下注射。

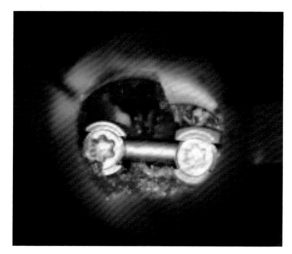

图 8-25　冲洗后通道内确认无活动性出血

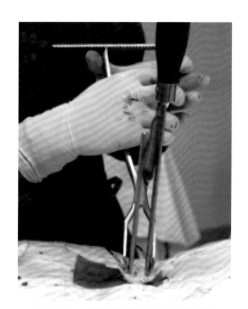

图 8-24　对螺钉进行加压后拧紧螺母

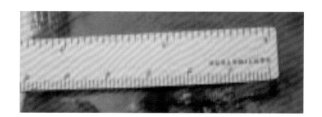

图 8-26　美容缝合皮肤，无须放置引流

（熊　森　毛克亚）

第 9 章 引 流

外科引流是指将体腔、关节腔内、器官或组织内的液体，包括血液、脓液、炎性渗出物、胆汁、分泌液、囊液等引出体外或体内，以防止在体腔或手术野内蓄积，继发压迫、感染或组织损害。引流是脊柱外科手术最常用的、最重要的基本技术之一，但其应用范围和指征尚存在一定争议。

■ 脊柱外科术后引流方法。

● 橡皮引流片：一般用于皮下浅层引流。

● 引流管引流：一般用于组织深层引流，分为正压引流和负压引流。

● 脑脊液引流：用于治疗硬膜内感染、降低脑脊液压力等。

■ 脊柱外科术后引流的价值。

● 诊断性引流：明确确切病情，例如感染、硬膜内病变。

● 治疗性引流：对于感染、结核等疾病造成局部积液、积脓。

● 预防性引流：预防脊柱术后局部出现血肿，造成硬膜囊受压和感染。

● 治疗性引流和诊断性引流放置引流管指征明确。

● 预防性引流管存在一定争议。

➤ 预防性引流管以检测和预防为目的。

➤ 放置引流管会给患者造成心理负担。

➤ 长时间放置引流管可造成逆行性感染和伤口延迟愈合。

➤ 会出现引流管阻塞、脱出甚至断裂，引流管刺激性腰痛、术后下地时间推迟及延迟康复等问题[1]。

■ 传统腰椎融合手术。

● 常规放置预防性引流管。

● 减少血肿形成压迫神经和伤口感染等并发症的发生。

● 一般术后 24 小时引流量小于 50 ml 即可拔出。

● 预防性引流的放置存在一定并发症，一直是争议的焦点[2]。

■ MIS-TLIF 手术。

● 创伤小、出血少。

● 笔者经验：单节段 MIS-TLIF 术中出血量 100 ml 左右，术后引流量 50 ml 左右。

● 徐教等[3]对比 Open-TLIF 引流组、MIS-TLIF 引流组和不引流组。

➤ Open 组术中出血量 381 ml，术后引流量 324 ml（图 9-1），引流管放置时间 3 天。

➤ MIS-TLIF 引流组术中出血量 78 ml，术后引流量 46 ml（图 9-2），引流管平均放置时间为 1 天。

➤ MIS-TLIF 不引流组平均术中出血量 81ml。

➤ 三组之间，伤口感染、血肿压迫等并发症发生情况无统计学差异。

➤ 术中止血彻底的前提下，腰椎 MIS-TLIF 术后不放置引流管，可以获得同样安全、优良的效果。

● 传统腰椎融合手术广泛剥离肌肉，创伤大、出血多，需要放置引流管[4]。

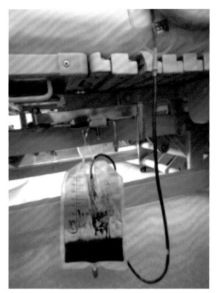

图 9-1　Open-TLIF 组术后 1 天引流情况

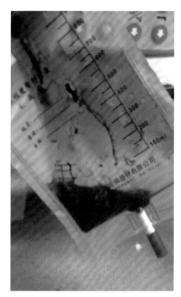

图 9-2　MIS-TLIF 引流组术后 1 天引流情况

● MIS-TLIF 手术不行肌肉剥离，术后肌肉回缩可起到有效止血的作用，在术中彻底止血的前提下不需要放置引流管，更有利于术后早期康复。

（徐　教　朱宁荣）

参 考 文 献

[1] Shapiro SA, Scully T. Closed continuous drainage of cerebrospinal fluid via a lumbar subarachnoid catheter for treatment or prevention of cranial/spinal cerebrospinal fluid fistula[J]. Neurosurgery, 1992, 30(2): 241-245.

[2] Petrowsky H, Demartines N, Rousson V, et al. Evidence-based value of prophylactic drainage in gastrointestinal surgery: a systematic review and meta-analyses[J]. Ann Surg, 2004 Dec, 240(6): 1074-1085.

[3] 徐教，毛克亚，王岩，等 . 单节段微创经椎间孔腰椎体间融合术后放置引流管必要性的研究 [J]. 中国矫形外科杂志 . 2013, 21(15): 1491-1496.

[4] 毛克亚，王岩，肖嵩华，等 . 直视下微创与切开进行单节段经椎间孔腰椎融合术的临床效果比较 [J]. 中国矫形外科杂志，2012, 20(9): 769-773.

第 *10* 章　MIS-TLIF 术后镇痛

手术创伤必然会给患者带来术后疼痛，特别是对年轻男性患者，自感疼痛更为剧烈。虽然术后疼痛是自限性的，但会增加患者痛苦、影响术后康复、延长住院时间。传统开放手术的术后镇痛处理一般原则见表 10-1，也适用于 MIS-TLIF，但是 MIS-TLIF 有其独有的特点，值得我们关注。

■ MIS-TLIF 手术。

● 手术切口较传统手术明显较小。

● 肌肉损伤和破坏较传统手术相比明显减少。

● 同样需要思考如何减轻患者术后疼痛，改善患者术后感受，促进早期康复。

● 传统切开手术镇痛方法。

● 笔者经验：切口局部注射罗哌卡因。

■ MIS-TLIF 术后切口周围局部注射罗哌卡因。

● 罗哌卡因（Ropivacaine）是一种长效酰胺类局部麻醉药。

➢ 结构与丁哌卡因、甲哌卡因相似。

➢ 毒性较低、副作用小。

➢ 低浓度时感觉 - 运动神经阻滞分离明显。

表 10-1　多模式镇痛常用镇痛药物

药物类别	主要作用	作用机制	常用代表药物
非阿片类药物（NSAIDs）	解热、镇痛、抗炎等	减少炎症因子释放、伤害性感受器的激活	双氯芬酸钠 * 塞来昔布 帕瑞昔布 氟比洛芬酯 *
阿片类镇痛药	消除或减轻疼痛，改变对疼痛的情绪反应	抑制中枢疼痛的传导	地佐辛 * 氨酚羟考酮 * 曲马多 芬太尼
NMDA 受体拮抗药	减少刺激传入，提高痛阈	抑制刺激传入、提高痛阈、减少中枢敏化	马来酸氟吡汀 * 氯胺酮 右美沙芬
局部麻醉药	椎管内区域神经丛阻滞，外周神经干阻滞，局部浸润 **	阻滞神经信号传导，抑制神经源性炎症	罗哌卡因 ** 布比卡因 左旋布比卡因
辅助镇痛药	抗抑郁焦虑 抗惊厥 镇静催眠	抗惊厥、抗焦虑药治疗神经病理性疼痛，改善心理状态	普瑞巴林 * 加巴喷丁

注：* 推荐使用；** 强烈推荐使用

➤ 与阿片类药物相比，局部麻醉药物全身不良反应少、使用安全有效。

➤ 现已广泛应用于手术麻醉、分娩镇痛及术后镇痛等[1]。

● Vizcarra 等[2] 报道，缝合伤口前，于切口部位注射罗哌卡因或布比卡因，可明显减轻术后伤口疼痛。

● MIS-TLIF 手术切口小，局部注射罗哌卡因可行。

➤ 镇痛效果确切、持续时间长、副作用小。

➤ 将 0.75% 罗哌卡因 10 ml 与 0.9% 氯化钠生理盐水按照 1∶1 比例稀释。

➤ 缝合前沿切口周围全层浸润注射（图10-1）。

■ 随着医学的不断发展，代表性新型长效局麻药不断涌现。

● Pacira 公司推出 EXPAREL（布比卡因脂质体注射用混悬液，图 10-2）。

● 主要用于控制术后切口部位疼痛[3]。

● 单剂 EXPAREL 可产生长达 72 小时的镇痛效果。

● 可减少患者在药效期间对阿片类药物的需求。

● EXPAREL 已经被证明能够为一系列手术提供有效的、安全的镇痛[4]。

● 报道采用 EXPAREL 局部麻醉，门诊完成 MIS-TLIF 手术。

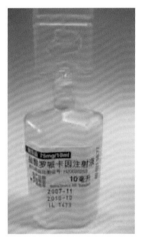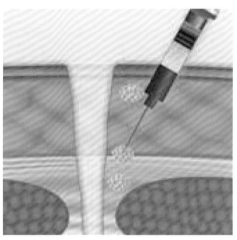

图 10-1　罗哌卡因切口周围浸润注射

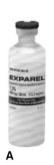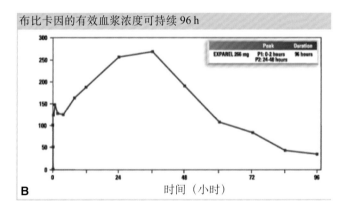

图 10-2　新型局麻药物 -EXPAREL
A. 布比卡因脂质体注射用混悬液；B. 有效血浆浓度

（韩振川　张雪松）

参 考 文 献

[1]　闫美兴 , 王少华 , 赵艳 , 等 . 罗哌卡因临床镇痛应用新进展 [J]. 中国药房 ,2009,05:381-383.

[2]　Vizcarra-Roman MA, Bahena-Aponte JA, Cruz-Jarquín A. Effectiveness of intercostal nerve block with ropivacaine in analgesia of patients undergoing emergency open cholecystectomy under general anesthesia [J]. Rev Gastroenterol Mex, 2012, Jan-Mar,77(1): 9-14.

[3]　Lombardi AV Jr. Recent advances in incorporation of local analgesics in postsurgical pain pathways. Am J Orthop (Belle Mead NJ). 2014 Oct, 43(10 Suppl): S2-5.

[4]　Hutchinson HL. Local infiltration of liposome bupivacaine in orthopedic trauma patients:case-based reviews.Am J Orthop (Belle Mead NJ). 2014 Oct, 43(10 Suppl): S13-16.

第 11 章　MIS-TLIF 术后并发症

MIS-TLIF 手术相较传统开放手术具有创伤小、出血少、恢复快等优势，但仍需注意并发症的预防与处理。各单位报道的 MIS-TLIF 并发症发生率略有偏差，可能与术者的手术水平、微创手术开展例数，以及所选病例的难易程度等因素有关。

■ 肖波对最初的 66 例患者进行回顾性研究：并发症共发生 10 例[1-2]。

● 硬膜囊撕裂 1 例。

● 术后暂时性坐骨神经痛 2 例。

● 硬膜外血肿 2 例。

● 螺钉位置不佳 3 例。

● 未融合 2 例。

● 学习前期并发症发生率较高 20.7%，学习平台期 6.3%。

● MIS-TLIF 手术操作技术学习曲线陡峭，并发症的产生与术者的手术经验、指征把握、围术期护理有关，初学者应加强理论学习，术中操作仔细，注意避免并发症出现。

一、术后感染的预防

■ 伤口感染的发生率低是 MIS-TLIF 手术的主要优点之一。

● 减少对肌肉、软组织的破坏，最大限度地保存自体愈合和抗感染能力。

● 伤口的深部无效腔小，减少了感染或脓肿形成的生理腔隙。

● 肌肉紧紧贴附到内植物上，降低细菌在内植物上形成生物膜的能力。

● 手术出血减少使得浆液性渗出减少，压缩微生物的生存空间。

■ 感染预防主要措施。

● 控制好糖尿病患者围术期血糖水平，耐心指导患者合理饮食。

● 切口关闭前局部应用万古霉素，术后静脉短期预防给予抗生素，预防感染（图 11-1）。

● 手术前一天嘱咐患者洗澡，特别注意手术切口清洗干净。

● 术后按时换药，保持伤口清洁，并密切观察切口愈合情况。

● 患者术后早期佩戴腰围，下地做功能锻炼，辅料被汗水浸透应及时更换。

二、硬膜囊撕裂

腰椎滑脱、不稳患者的腰椎后方骨性结

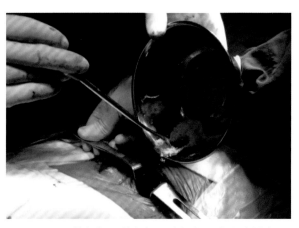

图 11-1　关闭切口前向切口内洒入万古霉素粉末

构增生严重，椎管狭窄患者黄韧带增生肥厚，突出的椎间盘钙化后，可能与硬膜囊粘连，翻修患者解剖结构破坏，瘢痕与硬膜囊粘连严重。因此，在切除后方椎板和黄韧带时，可能造成硬膜囊撕裂。

■ 大部分硬膜囊撕裂发生在切除黄韧带时，必须熟悉其解剖结构。

● 黄韧带在相邻椎板间走行，构成椎管的背侧结构（图 11-2）。

● 黄韧带由浅层和深层两部分组成。

● 浅层起于上位椎板下缘，止于下位椎板上缘和后上缘。

● 深层的起止点差异较大。

➢ 起点：80% 起于上位椎板下缘，20% 起于上位椎板中部腹侧。

➢ 止点：35% 止于下位椎板上缘，65% 止于下位椎板中部腹侧。

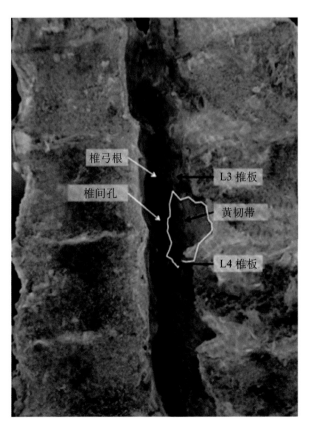

图 11-2　黄韧带连接椎板，越向尾侧其外侧边越来越突入椎间孔

➢ 黄韧带与椎间孔的关系呈三种模式[3]（图 11-3）。

■ 硬膜囊撕裂预防措施和处理方法。

● 熟悉解剖结构，减压动作轻柔。

● 如果后方骨性结构狭窄、增生严重，解剖结构难以辨认，可使用磨钻和椎板咬钳逐步解除后方骨性压迫。建议先完整保留黄韧带，这样对硬膜囊有保护作用。待后方骨性压迫去除后，逐步咬除黄韧带起点、止点处的椎板，用神经剥离子将黄韧带掀起，松解黄韧带与硬膜囊之间的粘连系带，再咬除黄韧带。

● 若突出的椎间盘钙化后与硬膜囊产生粘连，或者翻修粘连严重，分离困难时也可采用"漂浮法"。将硬膜囊和神经根松解彻底，钙化和粘连部位不必强行分离去除，避免不必要的损伤。

● 若硬膜囊裂口小，无马尾神经疝裂口，或者裂口位于腋部、腹侧，无法缝合，可用局部脂肪或肌肉片直接覆盖裂口（直接关闭切口）。

● 若硬膜囊裂口较大，或合并马尾神经疝出，需要缝合、修补硬膜囊，建议采用 7-0 无损伤线缝合，长柄持针器直行夹持缝针进行缝合，也可采用专用硬膜囊缝合器和生物胶。

● 所有患者术中硬膜撕裂者经上述方法处理后，无须放置引流，但均需严密缝合深筋膜、皮下和皮肤，特别是切口两端不可遗漏，避免脑脊液渗漏影响切口愈合。

三、神经根损伤

MIS-TLIF 手术是通过椎间孔通路行椎间盘摘除、椎间植骨、椎间融合器植入，相较 PLIF 术式，可减少对神经根的骚扰，术后神经根刺激症状较少。但是，神经根压迫严重、粘连等因素也可造成神经根损伤，因此术中应注意以下几点。

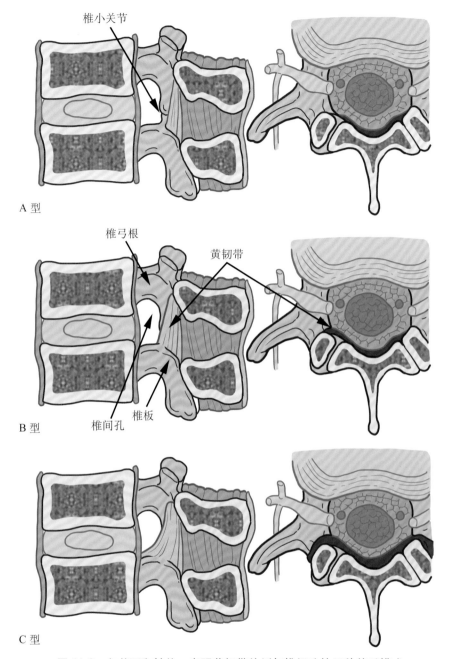

A 型

B 型

C 型

图 11-3　矢状面和轴位，表明黄韧带外侧与椎间孔的三种关系模式

A 型 . 黄韧带不超过椎间孔骨性边界（2%）；B 型 . 黄韧带到达椎间孔骨性边界但未覆盖椎间
孔后方骨性轮廓（42%）；C 型 . 黄韧带覆盖椎间孔后方骨性轮廓，加固关节突关节（56%）

■ 由于 MIS-TLIF 视野局限，神经根拉钩牵开神经根及硬膜囊时造成损伤。

● 助手通常不能通过通道观察术野，切忌暴力牵拉神经根。

● 神经拉钩也不可过度向上提拉，以防神经根及硬膜囊在通道壁及椎板处受卡压和损伤。

● 术者应随时调整神经拉钩的位置，指挥助手做好配合。

● 在操作间隙，宜放松神经拉钩，避免长时间、持续的牵拉。

■ 暴露神经根时由于钙化、粘连等原因

造成神经根损伤。

● 狭窄、钙化严重，特别是翻修患者，神经根与周围粘连严重，分离时必须仔细轻柔，钝性分离与锐性剥离相结合。

● 典型病例：18 岁男性患者，左下肢疼痛 3 年，反复发作，近 1 个月左下肢疼痛剧烈，保守治疗无效，并伴有跛行和左下肢肌肉萎缩。

➤ CT 显示椎间盘突出后钙化增生，关节突增生变形。

➤ 术中见神经根卡压在侧隐窝内（图 11-4），被骨性结构包绕，术中减压后可见受压神经根迅速充血水肿。

➤ 术后可出现左下肢肌力及感觉障碍，神经根损伤的机制可能与缺血再灌注有关。

➤ 术中和术后可给予甘露醇快速滴注，并予以甲强龙静脉滴注，配合营养神经药物治疗，加强功能康复锻炼。

➤ 术后 3 个月随访时可见患者肌力和感觉逐渐恢复。

■ 植入物位置错误导致神经根损伤。

● 椎弓根螺钉植入位置过低，导致椎弓根下壁破裂。

● 椎弓根螺钉靠内、内倾过大时，导致椎弓根内壁破裂。

● 裸露的椎弓根螺钉螺纹刺激出口神经根，术后患者会出现根性疼痛。

● 如果患者术后神经根疼痛不能缓解，可能需要翻修手术，重新准确植入椎弓根螺钉，并探查椎弓根破裂处是否有碎裂骨块压迫神经根。

● 椎间融合器深度不足或者退出直接压迫硬膜囊和神经根，往往由于椎间盘和软骨终板处理不彻底、椎间融合器型号选择不合适造成，可能需要翻修手术。

■ 通道植入时造成神经损伤。

● 对于肥胖患者通道偏向外侧，把横突间误以为是关节突间的侧方峡部，盲目切割剥离腰大肌，既造成不必要的组织损伤，增加出血，又可能损伤行走于腰大肌或者腰大肌背侧的神经丛。

● 必须熟悉腰椎肌肉和神经解剖结构，在植入通道前，可以先用示指触摸棘突根部，略向外即可触到相邻的两个关节突关节以及之间的侧方峡部，然后再植入逐级扩张套管（图 11-5）。

四、术后疼痛及肌肉痉挛

尽管 MIS-TLIF 手术造成的肌肉损伤大大减少，但是通道的牵拉、螺钉的植入都会

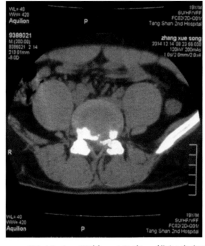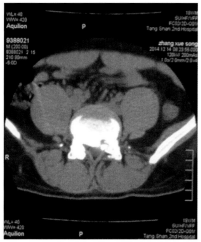

图 11-4　男性，18 岁，椎间盘钙化，神经根腋部卡压在侧隐窝入口

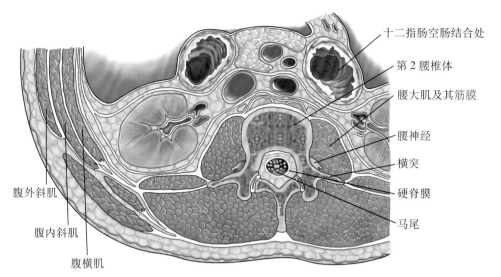

图 11-5 神经根自椎间孔发出后，由第 12 胸神经前支的一部分、第 1 至第 3 腰神经前支和第 4 腰神经前支的一部分组成腰丛，第 4 腰神经前支的余部和第 5 腰神经前支合成腰骶干向下加入骶丛。腰神经与横突位置紧密

刺激周围的软组织，可能产生剧烈的疼痛。腰骶部疼痛往往是自限性的，术后可使用药物对症治疗，有效缓解疼痛利于患者早期配合功能锻炼。

■ 预防术后疼痛的措施包括以下几点。

● 关闭切口时，局麻药物局部浸润，通常选用罗哌卡因。

● 术后给予非甾体类抗炎药、中枢镇痛药，应按级、按时规律用药，也可考虑使用镇痛泵（表 11-1）。

● 部分患者有下肢局部疼痛、痉挛症状，患者主诉症状重，但查体疼痛定位不清楚，直腿抬高试验常为阴性。考虑为痛觉过敏，给予镇痛、解痉治疗，症状可逐渐缓解。

● 应积极处置术后疼痛，既有助于患者功能锻炼，也可防止疼痛引起的血压、情绪和饮食的变化。

表 11-1 术后常用镇痛、解痉药物

药物名称	药物作用	用法	注意事项
非甾体类药物	抑制环氧化酶的活性	静脉滴注或口服	1. 可引起血压变化 2. 保护胃黏膜 3. 不与喹诺酮类药物共同使用
		外用	对于下肢痛觉过敏的患者可配合辣椒素外用
肌松药	改善肌肉紧张状态	口服	过敏者慎用
阿片受体激动药	镇痛、镇静	静脉滴注、肌内注射、或口服	1. 有恶心、呕吐等常见不良反应 2. 有呼吸抑制作用

（王旭翾 吴 兵）

参 考 文 献

[1] 肖波，毛克亚，王　岩，等. 直视下微创经椎间
孔腰椎体间融合术的并发症分析［J］. 解放军医
学院学报，2013，34（5）：446-448.

[2] 肖波，毛克亚，王　岩，等. 微创经椎间孔腰椎椎
体间融合术与传统后路腰椎椎体间融合术并发症
的比较分析［J］. 脊柱外科杂志，2013,11（1）：

23-27.

[3] Chau AM,et al. Lateral extent and ventral laminar
attachments of the lumbar ligamentum flavum: ca-
daveric study［J］. Spine J,　2014, 14(10): 2467-
2471.

第 *12* 章 单侧入路混合内固定技术

一、混合内固定历史

■ 2003 年，Foley 等[1] 首次报道 MIS-TLIF。

● 通道下完成减压、植骨、融合。

● 经皮双侧椎弓根螺钉内固定。

■ 2005 年，Jang 等[2] 首次报道切开手术混合内固定钉。

● 切开手术经单侧完成 TLIF 操作。

● 单侧采用椎弓根螺钉内固定。

● 经同侧向对侧植入经棘突、椎板关节突螺钉。

● 临床结果与双侧椎弓根螺钉内固定无统计学差异。

■ 2010 年，毛克亚首次报道 MIS-TLIF 通道下混合内固定术[3]。

● 大多数腰椎患者为单侧下肢症状，通过单侧入路即可完成减压、融合。

● 双侧椎管狭窄患者可通过单侧入路，完成双侧椎管减压和融合操作。

● 单侧经通道直视下植入椎弓根螺钉完成单侧椎弓根螺钉内固定。

● 经同一通道向对侧完成经棘突、椎板和关节突的螺钉内固定。

● 避免对侧经通道或经皮植入椎弓根螺钉造成的损伤和费用增加。

二、混合内固定可行性研究

通过有限元生物力学、尸体标本生物力学和解剖学数据证实混合内固定的可行性。

■ 2009 年，肖波等[4] 通过有限元生物力学模型证实混合内固定的可行性。

● 建立 TLIF 模型，分别设定双侧椎弓根螺钉（bilateral pedical screw，BPS）、单侧椎弓根螺钉（unilateral pedical screw，UPS）和混合内固定（unilateral pedical screw，UPS+translaminar facet screw，TLFS）三种固定方式（图 12-1）。

● 给予应力负荷后，生物力学稳定性结果显示：BPS > UPS+TLFS > UPS（图 12-2）。

● 生物力学刚性显示同样结果：BPS > UPS+TLFS > UPS（图 12-3）。

● 应力云图结果显示 UPS 容易造成椎弓根螺钉和椎间融合器应力集中，有可能导致内固定失败（图 12-4）。

■ 2010 年，徐教等[5] 通过尸体生物力学模型证实混合内固定的可行性。

● 建立新鲜尸体 TLIF 模型，分别采用 BPS、UPS 和 UPS+TLFS 三种固定方式（图 12-5）。

● 给予屈伸、侧弯、旋转应力后，生物力学稳定性结果显示 BPS 与 UPS+TLFS 之间无统计学差异，两者均优于 UPS（图 12-6）。

● 单侧椎弓根螺钉固定抗旋转较差，且有离轴旋转的可能，且强度仅为上述两者的 1/2，有造成内固定失效的风险。

■ 2011 年，王义国等[6] 通过 Mimics 测量关节突螺钉进钉点和方向。

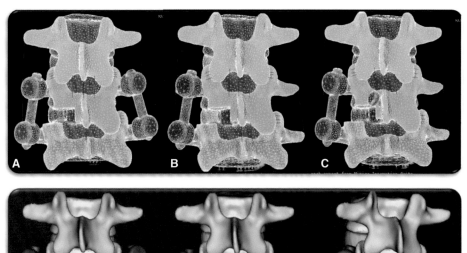

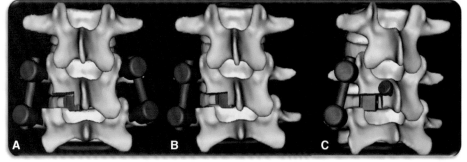

图 12-1　有限元脊柱建模，并采用三种不同方式内固定
A. 为 BPS；B. 为 UPS；C. UPS+TLFS

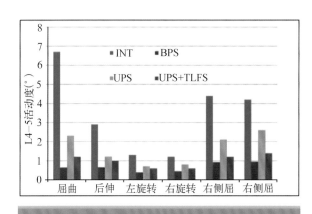

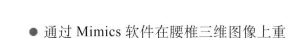

活动度（L4-5）：BPS＞UPS+TLFS＞UPS

图 12-2　给予应力负荷后，生物力学稳定性结果

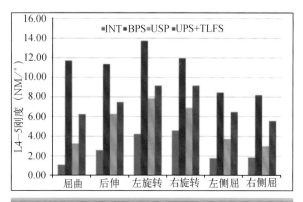

手术方式（BPS、UPS 及 UPS+TLFS）增加了固定节段不同运动方向的刚度：BPS＞USP+TLFS＞UPS

图 12-3　给予应力负荷后，生物力学刚性结果

● 通过 Mimics 软件在腰椎三维图像上重建经棘突 - 椎板 - 关节突螺钉（图 12-7）。

● 测量不同节段螺钉的最大长度，在不同层面测量螺钉的尾倾和外倾角度（图 12-8），测量结果为临床植入螺钉提供参考（表 12-1）。

➢ 螺钉长度测量结果显示：男性 L4/5 选择 48 ～ 50 mm 螺钉，L5/S1 选择 52 ～ 54 mm 长度螺钉；女性 L4/5 选择 46 ～ 48 mm 螺钉，L5/S1 选择 50 ～ 52 mm 长度螺钉。

➢ 尾倾角测量结果显示：从 L1/2 至 L5/S1，尾倾角在逐渐减小，尾倾角的可摆动范围在不断增大；男性 L4/5 螺钉的尾倾角为 $25.74 \pm 4.01°$，L5/S1 为 $21.46 \pm 3.84°$；女性 L4/5 螺钉的尾倾角为 $24.84 \pm 2.91°$，L5/S1 为 $19.68 \pm 2.85°$。

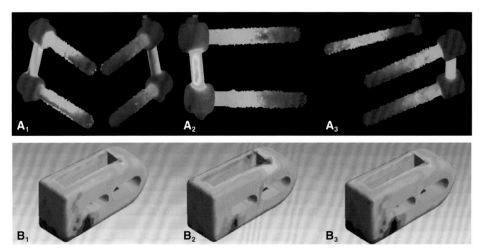

图 12-4　应力云图结果显示 UPS 容易造成椎弓根螺钉和椎间融合器应力集中
A1、B1 为 BPS ; A2、B2 为 UPS ; A3、B3 为 UPS+TLFS

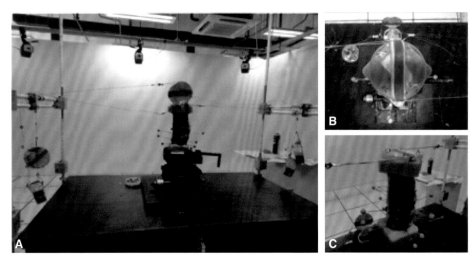

图 12-5　建立新鲜尸体 TLIF 模型，分别采用 BPS、UPS 和 UPS+TLFS 三种固定方式，并加载侧弯、屈伸和旋转应力
A. 鹰眼高频摄像机 ; B. 旋转加载示意图 ; C. 固定 Marker 标识球

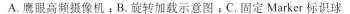
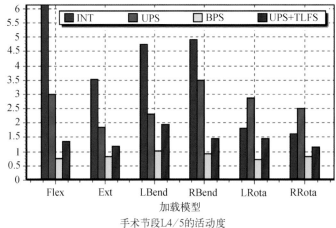

图 12-6　不同应力加载后生物力学稳定性结果

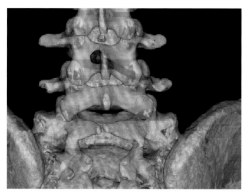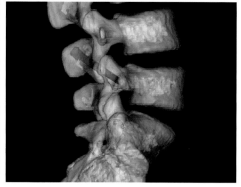

图 12-7　通过 Mimics 软件在腰椎三维图像上重建经棘突 - 椎板 - 关节突螺钉

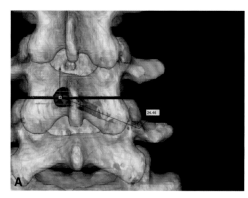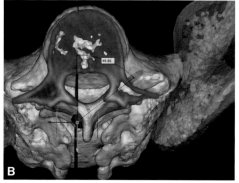

图 12-8　在不同层面测量螺钉的最大长度，尾倾和外倾角度

表 12-1　螺钉长度、内倾和外倾结果

节段	TFS 长度 （Mean±SD）	最大尾倾角 （Mean±SD）	最小尾倾角 （Mean±SD）	最大外倾角 （Mean±SD）	最小外倾角 （Mean±SD）
$L_{1/2}$	39.27±2.71	35.82±2.57	31.69±3.27	42.85±3.54	39.84±3.43
$L_{2/3}$	42.27±2.16	33.90±2.93	29.39±2.92	44.98±3.12	41.21±3.00
$L_{3/4}$	44.81±2.54	33.69±2.79	27.08±2.66	48.55±3.21	41.83±3.38
$L_{4/5}$	47.74±2.51	31.10±3.45	23.06±4.01	53.29±4.20	45.37±4.27
L_5/S_1	53.93±2.65	28.70±3.80	19.15±4.20	61.74±4.19	48.46±4.93

➤ 外倾角测量结果显示：从 L1/2 至 L5/S1，外倾角在逐渐增大，外倾角的摆动范围也在逐渐增大；男性 L4/5 螺钉的外倾角为 45.50±4.88°，L5/S1 为 54.31±4.85°；女性 L4/5 螺钉的外倾角为 45.25±3.77°，L5/S1 为 53.63±4.16°。

● 限定螺钉尖端穿过下位椎体上关节突 - 关节面 - 上位椎体下关节突 - 椎板 - 棘突，以头端为中心旋转尾端，确定钉尾在棘突位置，也就是进钉点位置（图 12-9）。测量棘突根部到后缘长度和上下缘高度（表 12-2），确定进钉点在棘突的位置（表 12-3）。

➤ 进钉点的选择上，性别差异不明显。

➤ 在 L1 ～ 3，最佳进钉点可选择距离棘突基底部中点靠后 4 mm 处。

➤ 在 L4/5 节段，可选择中点或中下三分之一，靠后 5 ～ 6 mm 处。

➤ 在 L5/S1 节段，可选择中上三分之一、中点或中下三分之一，靠后 7 ～ 8 mm 处。

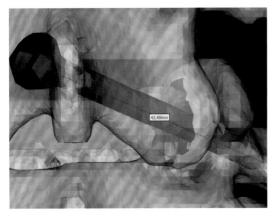

图 12-9　限定螺钉尖端穿过下位椎体上关节突 - 关节面 - 上位椎体下关节突 - 椎板 - 棘突，以头端为中心旋转尾端，确定钉尾在棘突位置

表 12-2　棘突上下缘高度和前后缘长度测量结果 *

棘突	尺寸范围 （mm）	平均尺寸 （mm）#	SD
高度			
L_1	18.59-30.27	25.08	3.16
L_2	20.38-32.31	26.48	2.88
L_3	21.83-32.80	27.43	2.64
L_4	17.30-29.48	22.92	2.84
L_5	16.84-24.55	19.35	1.54
前后缘长度			
L_1	7.27-14.15	10.57	1.41
L_2	9.52-17.69	12.97	1.57
L_3	11.00-16.79	13.83	1.32
L_4	9.67-14.92	12.10	1.42
L_5	8.37-12.43	10.79	0.87

* 正态性检验表明，各棘突高度和前后径均为正态分布
# 采用随机方差分析棘突的平均高度和前后径结果表明，L_1-L_2、L_2-L_3 的高度没有统计学意义（$P > 0.05$），L_1 和 L_5 的前后径无统计学意义（$P > 0.05$）

三、手术步骤

■ 术前准备。

● 术前在病变节段的 CT 或 MRI 断层影像上测量经椎板关节突螺钉的外倾角度（图 12-10）。

● 在正位 X 线片上测量病变节段经椎板关节突螺钉的尾倾角度（图 12-10）。

■ 单侧 MIS-TLIF 操作。

● 参照第 8 章：MIS-TLIF 八大精准操作技术。

● 完成单侧减压、融合和内固定操作。

■ 经椎板关节突螺钉植入。

● 将撑开工作套管复原后适当后撤，或者将工作套管撤出后，用小拉钩显露棘突根部（图 12-11）。

● 进针点约位于棘突根部后侧 5.0 mm，中上 1/3 处，根据术前测量角度进行外倾和尾倾角度，采用直径 2 mm 左右的钻头钻孔。

● 在透视辅助下，磨钻自一侧棘突基底进入，经对侧椎板内外层之间、关节突关节中心，止于下位椎体横突基底（图 12-12）。

● 球探确认钉道四壁和前壁均为骨壁，C 臂确定位置正确后测量钉道长度，攻丝后植入直径 4.5 mm 全螺纹皮质骨螺钉。透视再次确定螺钉位置（图 12-13）。

表 12-3　螺钉进针点在棘突上的位置

节段	最大距离 EP-LSP 下缘 *（mm） （Mean ± SD）	最大距离 EP-LSP 基底（mm） （Mean ± SD）	最小距离 EP-LSP 下缘（mm） （Mean ± SD）	最小距离 EP-LSP 基底（mm） （Mean ± SD）
$L_{1/2}$	13.91 ± 2.73	9.35 ± 1.31	6.34 ± 1.31	3.69 ± 0.58
$L_{2/3}$	15.26 ± 1.83	11.94 ± 0.99	5.94 ± 0.99	4.40 ± 0.69
$L_{3/4}$	21.11 ± 1.88	7.12 ± 1.04	6.12 ± 1.04	3.10 ± 0.36
$L_{4/5}$	16.36 ± 2.44	5.31 ± 0.71	5.31 ± 0.71	2.96 ± 0.40
L_5/S_1	13.52 ± 1.14	5.46 ± 0.73	5.46 ± 0.73	2.80 ± 0.27

EP 为进针点，LSP 为腰椎棘突

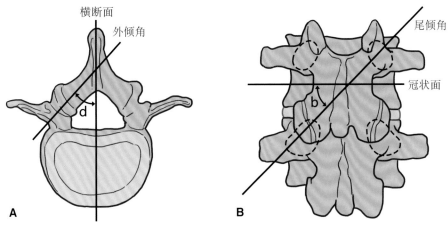

图 12-10　在术前影像学资料上测量外倾角度和尾倾角度

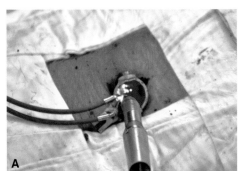 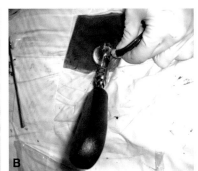

图 12-11　工作通道复原后外倾、尾倾，显示棘突根部，进行钉道准备
A. 采用磨钻；B. 采用尖锥破骨皮质

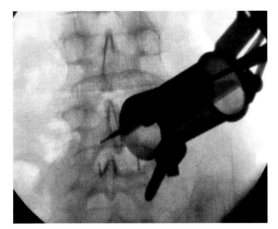

图 12-12　经棘突根部、椎板、关节突进行钉道制备

● 常规逐层关闭伤口，不需要放置引流管。
● 术后 X 线和 CT 平扫＋三维重建确定螺钉位置，通过棘突根部 - 椎板 - 上位椎体下关节突 - 下位椎体上关节突（图 12-14）。
■ 术后处理。
● 麻醉清醒后鼓励患者在床上翻身、抬

腿活动。
● 通常术后第一天在腰围保护下，尽早下地活动。
● 术后第二天或第三天，术后腰椎正侧位 X 线检查后即可出院。
● 术后 3 个月建议摘掉腰围活动，开始进行相关功能锻炼。
● 术后定期复查随访，一般术后 10～12 个月即可获得骨性融合。
■ 并发症。
● 感染，包括手术部位浅表感染、褥疮、椎间隙感染、呼吸系统感染、泌尿系统和神经系统感染等。
● 硬脊膜撕裂、脑脊液漏。
● 椎间盘切除不彻底、血肿形成压迫神经等。
● 神经损伤。
● 椎体前血管损伤。

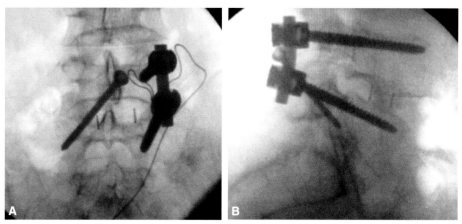

图 12-13　C 臂透视确认椎板、关节突螺钉的位置

A. 术中 X 线正位片示螺钉位置；B. 术中 X 线侧位片示螺钉位置

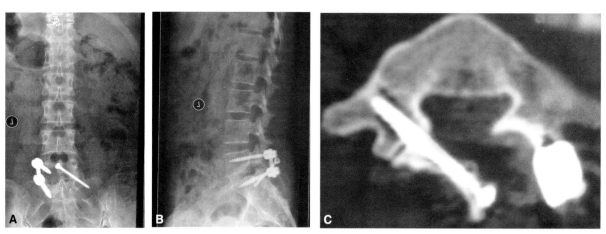

图 12-14　术后 X 线和 CT 重建检验椎板、关节突螺钉的位置

A. X 线正位像；B. X 线侧位像；C. CT 平扫横断面像

（徐　教　毛克亚）

参 考 文 献

[1] Foley KT, Holly LT, Schwender JD. Minimally invasive lumbar fusion [J]. Spine (Phila Pa 1976). 2003, 28(15 Suppl): S26-35.

[2] Jang JS, Lee SH. Clinical analysis of percutaneous facet screw fixation after anterior lumbar interbody fusion [J]. J Neurosurg Spine. 2005, 3(1): 40-46.

[3] 毛克亚，王 岩，肖嵩华，等 . 单侧微创经椎间孔腰椎体间融合术采用椎弓根螺钉结合经椎板关节突螺钉混合内固定可行性研究 [J]. 中华外科杂志 .

2011, 49(12): 1067-1070.

[4] 肖波 .MIS-TLIF 采用不同内固定的三维有限元研究 [D]. 中国人民解放军医学院 .2013：1-66.

[5] 徐教 . 微创腰椎经椎间孔椎体间融合术采用不同内固定方式的生物力学研究 [D]. 中国人民解放军医学院 .2014:1-59.

[6] 王义国 . 腰椎微创经椎板关节突螺钉内固定术的相关研究 [D]. 南开大学 .2014:1-43.

第 *13* 章　MIS-TLIF 学习曲线

MIS-TLIF 具有软组织损伤小、出血少、术后疼痛轻、术后恢复快等优点，获得越来越多脊柱外科医生的关注[1]。但其也存在一些不足，如手术技术难度大、训练机会少、术中射线暴露多、内固定费用高等[2]。很多医师在报道 MIS-TLIF 相关技术时，经常会使用"陡峭的学习曲线"一词，但对其具体含义语焉不详。学习曲线记录围术期指标及术后结果随病例数增加而变化的过程，反映了熟练掌握该技术的初始难度及快慢，对于该术式的学习和开展有重要的意义[3]。因此，本章节将全面介绍笔者团队 MIS-TLIF 术式的学习曲线情况，以供大家参考借鉴。

一、手术时间

一般随着例数增多手术时间逐渐缩短，反映术者完成手术总体的熟练程度和手术团队对手术各步骤、流程的优化。

■ 学习曲线。

● 一种新的技术必然存在学习曲线，但学习曲线不应该过长或过于复杂，随着开展例数的增加手术时间应该逐渐缩短。

● 随着对新技术操作步骤、流程的优化，通过技术推广和普及，其学习曲线也应该逐渐缩短，这样才是具有推广价值的新技术。

● 通道下微创融合并不代表手术时间应该延长，随着学习经验的增加，手术时间应该逐渐缩短，并且最终短于传统手术。

● 随着手术例数的增加，术者手术熟练度增加，对解剖结构更熟悉，团队配合更好，手术时间呈快速减少的趋势，最后进入平台期。

■ MIS-TLIF 学习曲线（图 13-1）。

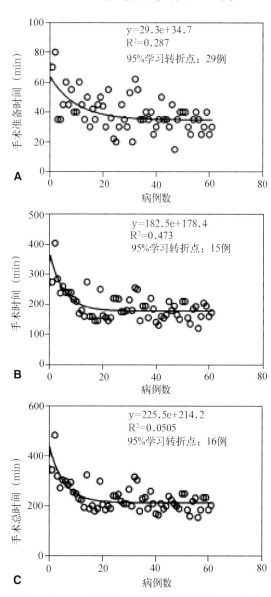

图 13-1　A、B、C 分别显示手术准备时间、手术时间及手术总时间随病例数的增加而逐渐降低

● 建议早期选择腰椎间盘突出症、椎间盘源性腰痛等相对简单的病例，随着手术例数的增加手术时间快速减少，从第 15 个病例即进入平台期。

● 经过 20 ～ 30 个病例之后，单节段手术时间可控制在 90 ～ 120 min 内，可以选择腰椎管狭窄等相对复杂的病例。

● 经过 50 ～ 100 个病例之后，可以扩展到相对复杂的病例：腰椎翻修、腰椎滑脱、退行性侧凸。

● 手术准备时间是 MIS-TLIF 手术过程中关键的一步，合适的体位、不同设备的摆放、术前准确定位是手术成功的前提，而且特别能反映整个手术团队的协作状况。

● 但是单纯通过手术时间来反应术者熟练度的变化是不够的，因为短的手术时间并不能与优良的手术效果相对应；能否掌握这项手术还与并发症、临床效果、患者满意率等密切相关。

二、出血

围术期的出血变量，包括术中出血量、引流量及总失血量也常用于学习曲线的评价。

■ 术中出血量及总失血量随着经验的积累早期呈快速下降趋势（图 13-2）。

● 分别在第 9 例和第 10 例改善 95%，然后进入平台期，术后引流量直到 29 例才改善 95%。

● 虽然引流量较小，是否需要引流仍存在争议。笔者的经验是在术中止血彻底的前提下，单节段 MIS-TLIF 术后无须放置引流。

● 硬膜外静脉丛的处理是控制术中出血的关键，需要特别谨慎小心，避免神经损伤，掌握这一技术可使术中出血量快速进入平台期。

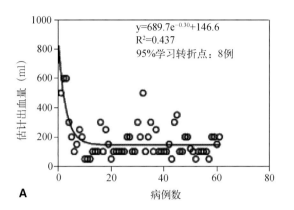

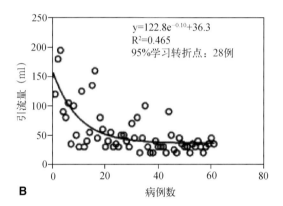

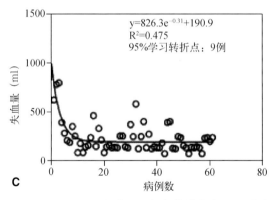

图 13-2　A、B、C 分别显示术中估计出血量、引流量及总失血量随病例数的增加而逐渐降低

三、术中 X 线照射剂量

术中 X 线照射剂量间接反映的是术者置钉、减压和融合操作的熟练程度和技术操作可行性[4]。

■ 术中 X 线照射时间随例数增多也呈负指数曲线下降的趋势（图 13-3）。

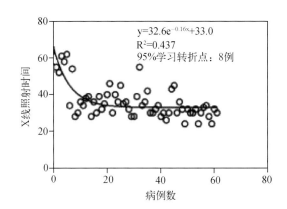

图 13-3　显示术中 X 线照射量随病例数的增加而逐渐降低

● 前期的 X 线照射时间平均 39.6 s，19 例手术后达到平台期，平台期的 X 线照射时间仅 32.6 s。

● MIS-TLIF 技术熟练达到平台期后，平均每例手术接受的 X 线照射量 1.09 mrem，低于国际辐射防护委员会（ICRP）2.5 mrem/h 的标准。

● 本研究中 X 线照射量相当于开放 TLIF，明显低于其他通道下 MIS-TLIF 组，原因是本研究采用通道直视下置钉可大大减少 X 线透视次数。

● 专门的放射技师提高每次透视的准确率，减少 X 线暴露。

四、临床效果

患者的临床效果可以有效反映一种新技术的可行性和有效性。

■ 目前评价腰椎患者术后临床效果的常用指标有视觉模拟评分法（visual analogue score，VAS）评分和 Oswestry 功能障碍指数（the Osweslry disability index，ODI）评分。

● 腰痛 VAS 术后各时间点均较术前明显减轻，各时间点间无明显差异。

● 腿痛 VAS 术后各时间点均较术前明显减轻，术后 6 个月、1 年、2 年与术后 6 周有差异，其他时间点间均无明显差异。

● ODI 术后各时间点均较术前明显减轻，除术后 6 个月、1 年、2 年间无明显差异，其他时间点间均有差异。

● 从均值变化趋势来看，腰痛 VAS 及 ODI 在术后 2 年较术后 1 年升高，但是没有统计学差异（图 13-4）。

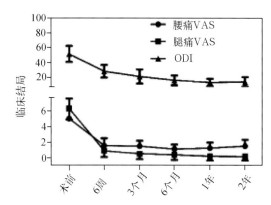

图 13-4　显示腰腿痛术后 VAS 评分及 ODI 评分均较术前明显下降

五、并发症及再手术率

并发症发生的情况（表 13-1）是学习 MIS-TLIF 手术过程中脊柱外科医师密切关心的问题。学习早期的并发症和再手术率较高，但随着术者熟练度的提高，大多数并发症可以避免。

■ 我们最初的 61 例 MIS-TLIF 手术均顺利完成，没转为开放手术。共发生并发症 10 例（16.4%），这给准备学习 MIS-TLIF 术式的外科医师一个警示：早期是并发症高发阶段，需要小心预防，手术安全性应放在首位。

● 第 2 例术后 CT 发现 L5 左侧椎弓根螺钉穿破椎弓内侧皮质（＜ 2 mm），患者无临床症状，未予处理。

● 第 3 例术后 CT 发现 S1 螺钉穿过前方皮质，未发生神经血管损伤，无临床症状，未予处理。

● 第 4 例、13 例术后 2 周左右出现坐骨神经痛加重，重新入院后复查 MRI 见神经根周围减压彻底，无植入骨颗粒脱出及 cage 后方移位压迫神经根，给予对症处理，症状逐渐缓解。

● 第 8 例术后 3 天出现右下肢放射痛（术前左侧），复查 MRI 见椎管血肿形成、右侧神经水肿，保守治疗 7 天后症状缓解。

● 第 19 例手术减压过程中出现硬膜囊撕裂，术后间断夹闭引流管后治愈，未发生假性脊膜膨出和神经症状。

● 第 32 例术中前后位 X 线发现 L5 右侧椎弓根螺钉明显超过中线，术中 CT 显示螺钉穿过内侧皮质（＞ 2 mm），术中重新置钉，术后未出现神经根症状。

● 第 48 例术后第 3 天出现坐骨神经痛持续性加重，足背感觉明显减退和趾伸肌肌力减低，给予对症处理，3 个月后恢复到正常肌力。

● 第 20、33 例术后 1 年复查椎间植骨未融合，下腰痛 VAS 评分均为 3 分，由于无内固定断裂及严重症状，继续观察随访，症状逐渐减轻。

表 13-1 并发症汇总

并发症	病例数（序号）
硬膜囊撕裂	1(19)
术后暂时性坐骨神经痛	2(4,13)
硬膜外血肿压迫（再手术）	2(8,48)
螺钉位置不佳	3(2，3，32)
未融合	2（20，33）

■ 没有发生大血管破裂、永久性神经损伤等严重并发症，也没有发生切口感染、内固定断裂，但并发症总的发生率达到了 16.4%。

● 并发症中有 7 例（7/29，24.1%）发生于学习前期，平台期仅有 3 例（3/32，9.3%）（图 13-5）。

● 与手术直接相关的并发症，前期发生率仍较高，为 20.7%（相对于平台期的 6.3%）。仔细分析前期的并发症。

● 置钉位置不佳可能原因是视野小，对解剖结构不熟悉。

● 迟发性神经症状，考虑可能术中减压时对神经根干扰较多，术后神经根水肿引起神经症状。

● 前期、平台期各 1 个未融合病例，可能与椎间隙软骨终板处理不彻底、植骨量少有关。

六、笔者的经验

■ MIS-TLIF 是一项具有陡峭的学习曲线、高难度的脊柱微创手术，需要经过正规的培训才能安全、熟练地掌握。

■ 丰富的开放脊柱手术经验和扎实的局部解剖学知识是开展这项技术的基础，而系统的尸体标本练习和正规的观摩是掌握这项技术的捷径。

■ 在本研究中，大约经过 29 个病例后，手术医师可熟练掌握 MIS-TLIF。MIS-TLIF 具有软组织损伤小、出血少、术后疼痛轻、术后恢复快等优点。

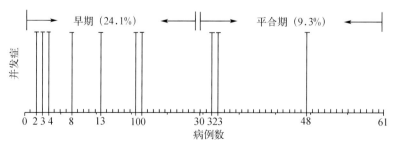

图 13-5 显示前期及平台期发生并发症的病例分布情况

（姜 威 郑国权）

参 考 文 献

[1]　Kim CW, Siemionow K, Anderson DG, Phillips FM. The current state of minimally invasive spine surgery. J Bone Joint Surg Am,2005, 93 (6):582-596.

[2]　Eck JC, Hodges S, Humphreys SC.Minimally invasive lumbar spinal fusion. J Am Acad Orthop Surg,2007,15 (6):321-329.

[3]　Benzel EC, Orr RD et al. A steep learning curve is a good thing! Spine J 11 (2):131-132. doi: 110.1016/j.spine.e.2010.1012.1012.

第 *14* 章　椎体间融合相关问题

腰椎椎体间融合术是治疗腰椎疾病的常用方法之一，可以重建椎间隙高度、恢复腰椎生理前凸、实现融合节段的骨性融合，重建脊柱的稳定性。近年来椎间融合技术不断发展，从传统后侧腰椎融合术（PLF）、后路椎体间融合术（PLIF）发展出许多融合技术：前路腰椎椎间融合术（ALIF）、经椎间孔腰椎微创融合术（MIS-TLIF）、极外侧椎间融合术（XLIF）、轴向椎间融合术（AXLIF）。而融合材料也不断改进，从自体骨到同种异体骨、人工骨、BMP、PEGF 等。

一、融合评价方法

虽然融合评价方法众多，但是目前临床上尚无判断骨性融合的广泛共识，下面对几种融合评价方法作简单介绍。

■ 手术探查：手术探查可靠性高，因而作为判断骨性融合的金标准，但由于其创伤性大，操作复杂，因而只用于有二次手术需要的患者。

■ X 线评价方法：X 线腰椎正侧位、过伸过屈位是目前临床最常用的判断植骨融合的方法。

● Burkus 等[1] 认为，大多数研究认可的融合标准是：融合器前、后、侧方或融合器之间有连续性骨桥连接上下终板，同时不存在终板和移植骨或融合器之间的空隙，融合界面出现移植骨周围硬化、移植骨下沉等是融合延迟或失败的征象。

● 但是单纯依靠 X 线正侧位片判断融合与否存在巨大的缺陷，即无法明确判断是否有假关节的形成。自 1948 年 Cleveland 等[2] 报道采用双平面动力位片评价腰骶部融合以来，动力位片已成为评价融合的常用手段之一。

● 动力位片评价融合的度量包括拟融合椎体间的位移和成角，成角角度测量方法有 Cobb 法、Hutter 法和 Simmon 法，以 Hutter 法应用最广。

➤ Hutter 法：将屈位和伸位 X 线片重叠，根据成角变化来判定融合与否。

➤ Simmon 法：测量经融合节段上下椎体前缘的两条直线的成角，根据成角变化来判断融合情况。

➤ Cobb 法：经融合椎间隙上下终板分别作垂线，根据两垂线成角变化来判断[3]。

● 虽然屈伸位动力位 X 线片是目前临床上评价椎间融合状态最常用的方法，但众多学者对于判断融合的成角和位移标准存在分歧。

➤ Lee 等[4] 将融合节段在屈伸动力位片上出现 ≥ 3 mm 位移及 ≥ 5°成角视作不融合标准。

➤ Ray[5] 认为椎间融合标准：屈伸位动力片上椎间活动不大于 3°。

➤ McAfee 等[6] 认为在屈伸位动力片上椎间成角 ≤ 3°视为融合，> 7°为不融合，3°～ 7°时则需要其他方法判断。

➤ 美国食品药品监督管理局（FDA）判定椎间融合的标准为 ≤ 5°的成角活动。

● 受到 X 线片质量、测量方法、评价度量（角度、位移）标准不一、观察者经验等因素的影响，屈伸位动力片判断融合一致性较差。

● X 线立体摄影测量分析法（roentgen stereophotogrammetru analysis，RSA）：一种三维测量椎体间相对活动的精确方法，通过跟踪金属植入物运动轨迹精确测量椎体平移和旋转活动。由于 RSA 技术属于有创操作且应用程序要求严格，操作疏忽会导致严重误差，因此限制了其广泛应用。

■ CT 评价方法：自 1984 年 Rothman 等采用 CT 评价椎间融合以来，目前许多学者认为，CT 是判断椎间骨性融合最好的无创性方法[7-8]。

● CT 对骨组织具有良好分辨率，能清楚显示融合椎间骨性结构的变化及是否有桥接骨骨小梁形成。

● 多平面重建技术对椎间融合界面的显示更为清楚，还可三维、高清晰度地显示椎间融合中的各个层面，以及融合器内的骨小梁。

● 腰椎矢状位及冠状位 CT 重建图像显示连续骨小梁连接相邻椎体，说明达到骨性融合[4]。

二、融合植骨材料

目前临床上应用于腰椎植骨融合术的植骨材料主要有自体骨、同种异体骨、异种骨、加入活性因子的复合骨和人工骨材料等，其中以自体骨和同种异体骨应用为多。植骨材料可发挥骨诱导作用、骨传导作用、骨生长作用。

■ 自体骨：自体髂骨因无排斥、成骨能力强，被视为骨移植材料的金标准[9]，但因数量有限、供骨区额外创伤和增加失血等缺点受到限制。

● 腰椎融合常用局部自体骨，包括手术中咬下的棘突、椎板、小关节等，骨量有限并且存在硬化、骨赘等，成骨活性低于自体髂骨。

■ 同种异体骨：来源于捐献的尸体骨和肢体，可根据需要修剪成各种形状，可避免自体骨移植时供骨区的并发症。

● 同种异体骨与宿主的组织相容性不尽相同，可诱发宿主产生免疫排斥反应，引起发热、局部积液和伤口不愈合、延迟愈合等风险。

● 同种异体骨融合成骨缓慢，存在骨溶解吸收的风险。

● 虽然同种异体骨经过严格检测，但仍存在传播潜在传染性疾病、寄生虫、感染等风险。

■ 人工骨材料：来源丰富，能够满足大规模生产，根据需要加工成不同形状或自固化材料，已被广泛应用到临床。

● 目前有磷酸钙类、硫酸钙类、硅酸盐类生物陶瓷，可传导成骨，但缺乏诱导成骨活性，因此单纯应用融合效果较差。

● 根据成分、结构、孔隙率等的不同，其在体内降解时间差异较大，常和自体骨混合应用。

● 具有良好的生物相容性，可避免同种异体骨组织不相容导致的严重免疫排斥反应。

■ 骨诱导材料：包括 BMP、富血小板血浆（platelet rich plasma，PRP）等。

● BMP 是近年来脊柱融合领域研究最多的骨诱导材料，目前应用于临床的主要是 rhBMP-2 和 rhBMP-7，以前者应用最多。

● 2002 年，美国 FDA 批准 rhBMP-2 应用于脊柱融合手术。相较于异体骨，rhBMP-2 可显著提高融合率[10]。

● PRP 在脊柱融合方面的应用始于 20 世纪 90 年代，PRP 被激活后释放多种可诱导骨生长的生长因子，刺激成骨细胞、成纤维细胞增殖，并可促进间充质干细胞向成骨细胞分化。但是临床上对 PRP 促进脊柱融合作用仍存在争议。

三、如何提高融合率

椎间融合是一个复杂、连续的骨愈合过

程，涉及多种细胞、活性因子、局部和全身环境。影响椎间融合的因素包括局部力学稳定性、骨质量、患者自身条件（年龄、营养状况和全身性疾病，如糖尿病和恶病质等）、植骨量、植骨块的大小和质量等[11-14]。手术中可通过以下几点提高椎间融合率。

■ 进行椎间融合术后，椎间融合器提供前方支撑，辅以椎弓根螺钉提供张力带固定，共同提供融合节段可靠的力学环境，为椎间融合提供必要的外部条件。

■ 应尽可能切除拟融合椎间隙上下软骨终板，保留骨性终板以防止融合器的塌陷，同时椎间隙和椎间融合器内部充分植骨，为椎间融合提供必要的内部条件。

■ 对于局部自体植骨量不足的患者，可辅以自体髂骨、同种异体骨、人工骨及骨诱导材料，促进椎间融合。

■ 改善身体较差患者的全身状况，如控制血糖、加强营养、戒烟等，对于老年人、骨质疏松患者应当补充钙剂和骨化三醇[15]，为椎间融合提供必要的支持条件。

四、融合时间

根据笔者对 MIS-TLIF 术后病例随访资料观察发现，采用局部自体骨进行椎间植骨融合，患者术后 CT 三维图像显示椎间骨性融合时间平均在 12 个月左右。

■ 术后影像学观察椎间融合变化。

● 术后 1 个月：腰椎正侧位 X 线片，观察有无内固定、有无松动和失败、椎间融合器位置有无改变，椎间植骨材料与术后相比可能无明显变化。

● 术后 3 个月：腰椎正侧位和屈伸位 X 线片，观察腰椎内固定稳定性、椎间隙高度有无变化、椎间融合器是否下沉，椎间植骨材料与术后相比可能出现密度下降。

● 术后 6 个月：腰椎 X 线片可见椎间隙植骨材料密度进一步下降，提示椎间植骨材料开始明显吸收和重建，CT 三维重建图像可能出现少量新生骨。

● 术后 12 个月：腰椎 X 线片可见椎间隙植骨材料处密度重新增加，说明椎间隙内形成更多新生骨并形成骨性融合，CT 片三维重建图像可见更多上下终板和更多连续新生骨。

■ 典型病例：某患者接受 MIS-TLIF 后的影像学变化。

● 患者术后 6 个月时的 CT 三维重建图像，可见椎间隙密度降低，提示植骨吸收，仅形成少量新生骨（图 14-1）。

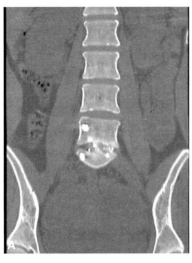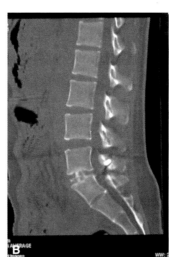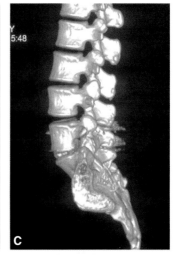

图 14-1　A、B、C 分别为术后 6 个月时的 CT 冠状位、矢状位及三维重建片

● 该患者术后 12 个月时 CT 三维重建图像可见椎间隙密度重新升高，形成大量新生骨，椎间隙获得可靠骨性融合（图 14-2）。

五、不融合处理方法

对于行 MIS-TLIF 的患者，术后连续随访 12 个月影像学检查显示仍未形成骨性融合，可诊断为延迟融合或不融合。

■ 功能融合：术后 12 个月以上影像学检查显示患者虽然没有形成骨性融合，但患者没有任何临床症状，同时不伴有局部不稳、内固定失败等影像学表现，可继续随访观察。

■ 延迟融合或不融合：对于影像学上没有骨性融合，同时伴有局部疼痛、钉道松动、不稳等表现，应该寻找病因，对症处理。

● 营养状态差、伴有钙磷代谢障碍（如甲状旁腺功能亢进、恶性肿瘤、甲状腺功能亢进等）或全身性疾病（如糖尿病等）的患者，应该加强全身支持治疗，同时延长外固定时间。

● 高龄、骨质疏松导致患者成骨能力差，应给予抗骨质疏松治疗，包括钙剂、骨化三醇、降钙素、成骨多肽、二磷酸盐等，延长支具固定时间。

● 排除以上病因后，对于术后连续随访 12 个月未融合、存在椎间隙植骨吸收并伴有成骨现象的患者，嘱其佩戴腰围 3 个月，减少腰椎活动，定期随访，直至责任椎间隙完全融合。

● 若出现螺钉松动、假关节形成，且有内固定失败风险的患者，在其身体状态允许的情况下，可考虑再次手术；采用自体髂骨、BMP 等以提高其融合率。

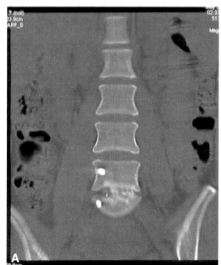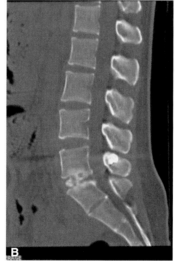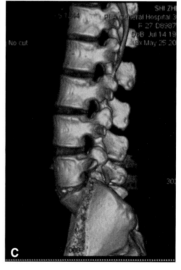

图 14-2　A、B、C 分别为术后 1 年的 CT 冠状位、矢状位及三维重建片

（张雅宾　张国莹）

参 考 文 献

[1] Burkus JK, Foley K, Haid RW, et al. Surgical Interbody Research Group:radiographic assessment of interbody fusion devices. Fusion criteria for anterior lumbar interbody surgery[J].Neurosurg Focus, 2011, 10(4): E11.

[2] Cleveland M, Bosworth DM, Thompson FR. Pesudarthrosis in the lumbosacral spine[J]. J Bone Joint Surg Am, 1984, 30(2): 302-312.

[3] Goldstein C,Drew B, When is a spine fused [J]？ Injury , 2011, 42(3): 306-313.

[4] Lee CK, Vessa P, Lee JK. Chronic disabling low back pain syndrome caused by internal disc derangements. The results of disc excision and posterior lumbar interbody fusion. Spine (Phila Pa 1976), 1995, 20(3):356-361.

[5] Ray CD. Threaded titanium cages for lumbar interbody fusions[J]. Spine.1997, 22(6): 667-680.

[6] McAfee PC, Boden SD, Brantigan JW,et al. Symposium:a critical discrepancy-a ceiteria of successful arthrodesis following interbody spinal fusions.Spine.2001, 26(3):320-334.

[7] Ho JM, Ben-Galim PJ,Weiner BK, et al.Toward the establishment of optimal computed tomographic parameters for the assessment of lumbar spinal fusion[J]. Spine J, 2011, 11(7):636-640.

[8] Resnick DK,Choudhri TF,Dailey AT,et al.Guidelines for the performance of fusion procedures for degenerative disease of the lumbar spine. Part 4:radiographic assessment of fusion[J].J Neurosurg Spine,2005,2(6):653-657.

[9] Ito Z, Matsuyama Y, Sakai Y, et al. Bone union rate with autologous iliac bone versus local bone graft in posterior lumbar interbody fusion. Spine (Phila Pa 1976), 2010, 35(21): E1101-1105.

[10] Vaidya R. Transforaminal interbody fusion and the "off label" use of recombinant human bone morphogenetic protein-2.Spine J.2009,9(8):667-669.

[11] Kalb S, Perez-Orribo L, Kalani MY, et al. The influence of common medical conditions on the outcome of anterior lumbar interbody fusion.J Spinal Disord Tech, 2013. [Epub ahead of print]

[12] Chin DK, Park JY, Yoon YS, et al. Prevalence of osteoporosis in patients requiring spine surgery: incidence and significance of osteoporosis in spine disease. Osteoporos Int, 2007, 18(9): 1219-1224.

[13] Andersen T, Christensen FB, Langdahl BL, et al. Fusion mass bone quality after uninstrumented spinal fusion in older patients. Eur Spine J, 2010, 19(12): 2200-2208.

[14] 李鹏飞，贾楠，靳宪辉等. 椎间植骨粒体积对腰椎后路滑脱复位植骨融合内固定术后融合效果的影响.中国修复重建外科杂志.2013,27(6):696-702.

[15] Ceglia L, Niramitmahapanya S, da Silva Morais M, et al. A randomized study on the eff ect of vitamin D3 supplementation on skeletal muscle morphology and vitamin D receptor concentration in older women. J Clin Endocrinol Metab, 2013, 98(12): E1927-1935.

第 *15* 章　合并骨质疏松患者的 MIS-TLIF 手术

随着中国老年人口比例的迅速增长，骨质疏松症 (osteoporosis，OP) 已经成为一种社会常见病、多发病[1]，这也给脊柱外科医师带来新的挑战：如何为合并骨质疏松症的老年脊柱疾病患者提供稳定可靠的内固定。

■ 椎弓根螺钉内固定系统贯穿椎体前、中、后三柱，能够提供可靠的力学稳定性，已成为脊柱后路内固定系统标准的植入材料。

● 椎弓根螺钉内固定的力学稳定性主要取决于骨密度 (bone mineral density，BMD)。

● 随着骨密度的降低，椎弓根螺钉内固定的力学强度也逐渐降低。

● 合并骨质疏松症的患者采用椎弓根螺钉出现螺钉松动、拔出、移位等内固定失败的风险要明显高于非骨质疏松症患者[2-4]。

● 以往学者认为合并重度骨质疏松症是 MIS-TLIF 手术的相对禁忌证之一。

● 随着技术的进步，可通过以下四个方面提高螺钉内固定强度：椎弓根螺钉钉道强化技术、改进椎弓根螺钉的设计、使用附加稳定装置、改进提高手术技巧。

■ 椎弓根螺钉钉道强化技术。

● 提高椎弓根螺钉稳定性最常用的方法就是钉道内注入骨水泥来增加螺钉 - 骨界面间的连接强度，提高螺钉的稳定性和抗疲劳能力。

● 目前使用的骨水泥有：聚甲基丙烯酸甲酯骨水泥、磷酸钙类骨水泥、硫酸钙类骨水泥、磷酸镁类骨水泥。

● 聚甲基丙烯酸甲的 (polymethyl methacrylate，PMMA) 骨水泥强化钉道是目前临床应用的一种操作简便、行之有效的方式[5-6]，可增加椎弓根螺钉 147%～ 300% 的拔出强度[7-8]（图 15-1）。

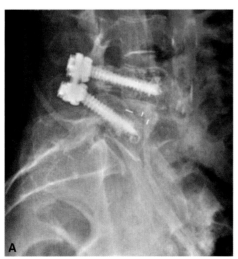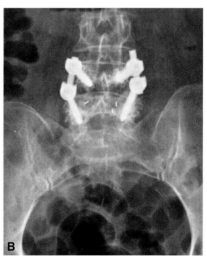

图 15-1　骨质疏松患者 L4/5 椎弓根螺钉采用钉道 PMMA 骨水泥强化技术

A. 腰椎术后侧位 X 线片；B. 腰椎术后正位 X 线片

● 但 PMMA 骨水泥存在自身不足。

➤ 单体存在细胞毒性。

➤ 聚合反应放热温度高，可能对周围组织（包括脊髓和神经根）造成热损伤。

➤ 骨与水泥接触面存在异物反应长期可导致螺钉松动。

➤ 骨水泥无法降解吸收，不能被新生骨组织取代，终生存留。

● 磷酸钙类水泥虽然生物相容性较好，可能降解成骨，但存在自身强度、固化性能不足等缺点。

● 磷酸镁类骨水泥具有固化时间短、强度高等优点，是一种新型的可注射骨水泥，具有以下优点。

➤ 具有良好生物相容性，可被机体完全降解吸收成骨。

➤ 凝固速度快，体外具有较强的初始强度以及后期强度。

➤ 固化过程放热速率可控，不会造成局部温度升高过快。

➤ 固化时体积微膨胀，能使其与骨更为牢固地镶嵌结合在一起。

➤ 目前体外和动物实验证实其具有良好的临床应用前景。

■ 改进椎弓根螺钉的设计。

● 使用附加稳定装置：通过在螺钉上增加椎板钩、横突钩等附加装置提高螺钉的稳定性和强度。

● 膨胀椎弓根螺钉（图 15-2）：通过中空螺钉插入内栓使螺钉前部撑开，前端直径可扩大 2 mm 左右，可使骨质疏松椎体中螺钉拔出力最大增加 50%。

● 改进螺钉设计：通过锥形螺钉、双螺距螺钉等设计，提高钉 - 骨界面结合面积和螺钉拔出力。

■ 通过螺钉长度、直径、植入位置、方向等手术技巧提高螺钉强度。

● 穿破椎体前缘皮质骨，椎弓根螺钉可增加 60% 拔出力[9]，但对手术操作精确度要求较高，有损伤椎体前方大血管、脏器的风险。

● 椎弓根螺钉在椎弓内的位置影响螺钉的稳定性，略偏上或下所承受的屈曲力矩较中心处增加了 20% ～ 29%[10]。

● 通过内下向外上的皮质骨螺钉植入方式，增加螺钉与皮质骨接触面积，从而提高螺钉固定强度。

■ 在美国，用于治疗骨质疏松症的花费每年约 170 亿美元[11]，良好的骨愈合是内固定长期稳定性的保证，因此所有骨质疏松内固定融合患者术后均应加强抗骨质疏松治疗。

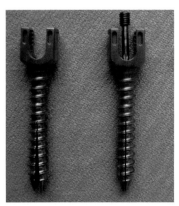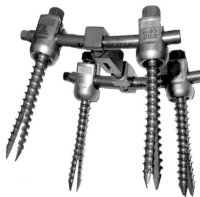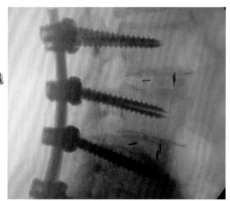

图 15-2　通过膨胀螺钉增加椎弓根螺钉的抗拔出力

● 钙剂和维生素 D：作为治疗骨质疏松症的基础补充剂是必需的。

➢ 我国老年人每日推荐钙摄入量 1000 mg。

➢ 我国老年人每日约从饮食中获取钙 400 mg。

➢ 每日约需额外补充钙 500 ～ 600 mg。

➢ 我国老年人推荐维生素 D 摄入量为 400 ～ 800 U/d（10 ～ 20 μg/d）

➢ 在治疗骨质疏松症时，维生素 D 剂量推荐 800 ～ 1200 U/d。

➢ 临床治疗期间应定期监测血钙和尿钙，酌情调整剂量。

● 降钙素类：是一种作用于破骨细胞上特异性受体，抑制破骨细胞活性而阻止骨量丢失，增加骨量；同时可作用于中枢神经受体，抑制炎症生成前列腺素等，缓解疼痛。

➢ 鲑鱼降钙素推荐剂量每日 50 U 或隔日 100 U，皮下或肌内注射。

➢ 鳗鱼降钙素推荐剂量 20 U/ 周，肌内注射。

➢ 近期研究表明，降钙素有增加肿瘤生长的风险，故推荐短期使用，不超过 3 个月。

● 双磷酸盐类药物：能够抑制破骨细胞功能，降低骨转换，从而促进骨量增加，有口服和静脉两种给药剂型。

➢ 阿伦磷酸钠空腹服用，以 200 ～ 300 ml 白开水送服，服药 30 min 内不要平卧，对胃肠道有一定刺激。

➢ 唑来磷酸钠通过静脉给药，5 毫克 / 年，静脉给药后可出现一过性体温升高，肌肉骨骼疼痛，一般用药期限 3 ～ 5 年。

➢ 在使用双磷酸盐类药物期间，应定期监测血骨转换生化标志物，对于骨吸收标志物过度抑制和超过 3 年者应重视不良反应的发生。

● 雌激素类药物：通过抑制破骨细胞来治疗骨质疏松。

➢ 雌、孕激素补充疗法可增加骨密度，但可能增加乳腺癌、心脑血管不良事件及老年痴呆的发生率。

➢ SERMs 表现出类雌激素样活性，抑制破骨细胞活性，但可能增加静脉血栓的危险。

● 促成骨类：PTH 对骨代谢的调节表现出双重性，间断小剂量可促进骨形成，而持续给药则可引起破骨加快，导致骨吸收。

➢ 临床使用 PTH 类药物为重组人 PTH 1-34，特立帕肽，皮下注射 20 μg/d，治疗期不超过 2 年。

➢ 临床上出于安全考虑，对合并畸形性骨炎、肿瘤骨转移、高钙血症、有骨骼放疗史的患者，应避免使用。

➢ PTH 用药期间需监测血钙，以防止高钙血症发生。

（韩振川　黄　鹏）

参 考 文 献

[1] 张智海, 刘忠厚, 李娜, 等. 中国人骨质疏松症诊断标准专家共识 (第三稿·2014 版)[J]. 中国骨质疏松杂志, 2014, 20(09): 1007-1010.

[2] Goldhahn J, Suhm N, Goldhahn S, et al. Influence of osteoporosis on fracture fixation-a systematic literature review. Osteoporos Int. 2008 Jun, 19(6):761-772.

[3] Halvorson TL, Kelley LA, Thomas KA, et al. Effects of bone mineral density on pedicle screw fixation. Spine (Phila Pa 1976). 1994 Nov 1, 19(21): 2415-2420

[4] Yamagata M, Kitahara H, Minami S, et al. Mechanical stabililty of the pedicle screw fixation systems for the lumbar spine. Spine(Phila Pa 1976). 1992 Mar, 17(3 Suppl): S51-54.

[5] Frankel BM, Jones T, Wang C. Segmental polymethylmethacrylate-augmented pedicle screw fixation in patients with bone softening caused by osteoporosis and metastatic tumor involvement: a clinical evaluation. Neurosurgery. 2007 Sep, 61(3): 531-537; discussion 537-538.

[6] Lonstein JE, Denis F, Perra JH, et al. Complications associated with pedicle screws. J Bone Joint Surg Am. 1999 Nov, 81(811): 1519-1528.

[7] Yilmaz C, Atalay B, Caner H, et al. Augmentation of a loosened sacral pedicle screw with percutaneous polymethylmethacrylate injection[J]. J Spinal Disord Tech. 2006, 19(5):373-375.

[8] Linhardt O, Luring C, Matussek J, et al. Stability of pedicle screws after kyphoplasty augmentation: an experimental study to comper transpedicular screw fixation in soft and cured kyphoplasty cement[J]. J Spinal Disord Tech. 2006, 19(2): 87-91.

[9] Hirano T, Hasegawa K, Washio T, et al. Fractre risk during pedicle screw insertion in osteoporotic spine. J Spinal Disord. 1998 Dec, 11(6): 493-497.

[10] McKinley TO, McLain RF, Yerby SA, et al. Characteristics of pedicle screw loading. Effect of surgical technique on intravertebral and intrapedicular bending moments. Spine(Phila Pa 1976).1999 Jan 1, 24(1): 18-24.

[11] Keen RW. Burden of osteoporosis and fractures. Curr Osteoporos Rep. 2003 Sep, 1(2): 66-70.

第16章 典型病例

病例一 MIS-TLIF 治疗椎间盘源性腰痛

椎间盘源性腰痛常由于退变、外伤等原因导致，患者常有长期腰痛，以反复发作的腰痛为主，伴或不伴下肢放射性疼痛。患者腰痛无法耐受，严重影响到日常工作和生活，经过休息、药物、理疗、功能锻炼、封闭等规范保守治疗无效，往往需要手术治疗。手术方案可以通过融合，增加局部稳定性，特别是采用MIS-TLIF具有创伤小、恢复快的优点。

■ 影像学表现

● 腰椎 X 线：腰椎退行性改变，往往椎间隙高度减低，椎体前后缘和椎小关节骨质增生，上下终板硬化，屈伸位伴或不伴椎体间不稳。

● 腰椎 CT：腰椎退行性改变，椎间隙高度减低，上下终板可能出现硬化和前后缘骨质增生，椎小关节退变。

● 腰椎 MRI：椎间盘退变，椎间隙高度降低，上下终板出现终板炎表现，出现中等 T1 和短 T2 信号改变，伴或不伴椎间盘突出、椎管狭窄。

病例介绍

■ 患者：王某，女，39岁。

■ 主诉：反复腰痛 8 年，加重 3 个月余。

■ 现病史：

➢ 8 年前无明显诱因出现腰痛，休息后可缓解，无双下肢放射性疼痛、麻木。

➢ 在当地行针灸、按摩、小针刀、臭氧等治疗，症状可部分缓解，之后反复发作，逐渐加重。

➢ 3 个月前，无明显诱因腰痛加重，弯腰、咳嗽、翻身时尤甚，严重影响日常活动和生活，经过规范保守治疗无改善。

■ 专科查体：

➢ 步态正常，自动体位。

➢ 腰 5 骶 1 棘突水平压痛及叩痛明显，疼痛未向双下肢放射。

➢ 骨盆摇摆试验（+）。

➢ 四肢肌力正常，双侧直腿抬高试验和加强试验（-），双侧股神经牵拉试验（-），膝、跟腱反射正常存在，病理翻身未引出。

■ 影像学检查：

➢ 腰椎 X 线：腰椎退行性改变，L5-S1 间隙退变明显，椎间隙高度降低，前后缘和关节突骨质增生，上下终板硬化（图 16-1）。

➢ 腰椎 CT：L5-S1 退变严重，椎间隙高度几乎完全丢失，上下终板硬化和前后缘骨质增生，椎小关节退变椎间隙内呈"空气征"，椎间盘轻度突出伴钙化（图 16-2）。

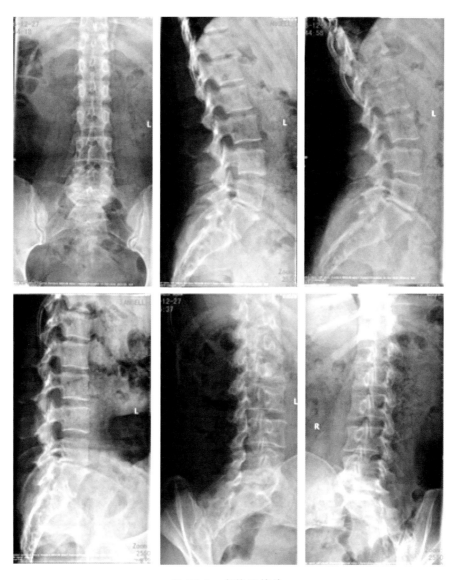

图 16-1 术前 X 线片

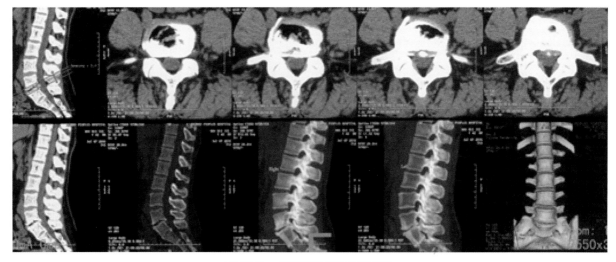

图 16-2 术前腰椎 CT 三维重建

➢ 腰椎 MRI：L5-S1 椎间盘退变，高度降低，椎间盘突出，上下终板出现终板炎表现，出现长 T1 和长 T2 信号改变，伴椎间盘突出（图 16-3）。

　■ 特殊检查：椎间盘造影和椎间封闭

➢ 在 C 臂引导下经 Cabin 三角穿刺至椎间盘后方，因 L5 椎体增生骨赘阻挡，无法进入椎间盘，但继续进针可诱发与平时相似的疼痛，注入 0.5% 利多卡因 1 ml，腰痛可完全缓解（图 16-4）。

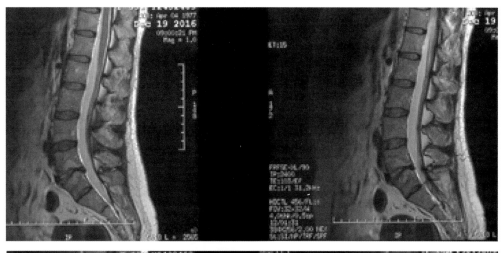

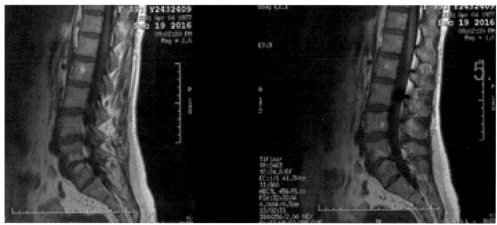

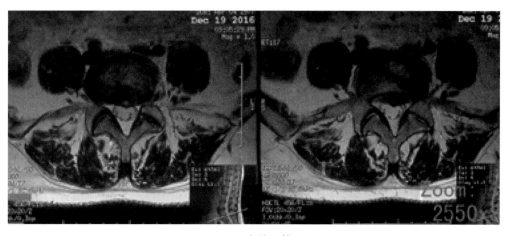

图 16-3　术前腰椎 MRI

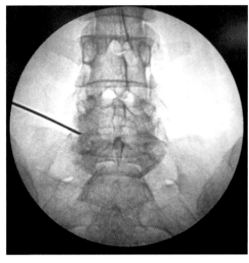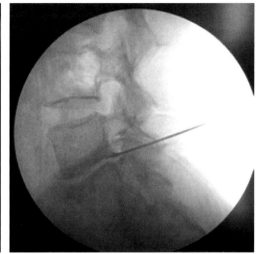

图 16-4　椎间盘造影

■ 诊断：椎间盘源性腰痛

■ 诊疗计划：脊柱微创通道辅助下行MIS-TLIF 手术

■ 手术记录：

➤ 常规全身麻醉、俯卧位，消毒铺巾后，MIS-TLIF 技术放置通道，清除通道内软组织后在 L5、S1 建立双侧椎弓根螺钉钉道。

➤ C 臂透视见钉道位置无误后经左侧通道用骨刀切除 L5 左侧下关节突，咬除部分椎板后切除 S1 上关节突尖部及返折部，分离、咬除增生的黄韧带。

➤ 分离硬膜囊、神经根后，用双极进行硬膜外静脉丛彻底止血，神经根拉钩将硬膜囊和神经根拉向内侧，显露椎间盘外缘。

➤ 见 L5 椎体后缘增生骨赘覆盖椎间隙，逐步咬除骨赘后方可显露椎间隙，分别钝头开路器、7 号铰刀逐渐撑开椎间隙，清除纤维环和残存的髓核组织。

➤ 椎间隙植骨后选择合适大小的 cage 填充骨粒并打入椎间隙，在双侧钉道内拧入合适大小的椎弓根螺钉并钛棒固定。

➤ C 臂透视确认内固定位置正确后，再次探查神经根和硬膜囊后逐层关闭切口，罗哌卡因伤口封闭止痛。

■ 围术期情况：

➤ 手术时间 70 min，术中出血约 50 ml。

➤ 术前腰痛 VAS 评分 8 分，腿痛 VAS评分 0 分；术后 1 日腰痛 VAS 评分 3 分。

➤ 术后 1 天佩戴腰围下地活动，复查腰椎 X 线片，显示内固定位置良好，椎间隙高度比术前略微撑开（图 16-5）。

➤ 术后 3 天出院。

➤ 术后 1 年随访腰痛 VAS 评分 1 分，腰椎三维重建 CT 矢状面、冠状面重建腰 5 骶 1椎间隙已形成骨性融合（图 16-6）。

■ 总结：

➤ 该患者主要症状为腰痛，无下肢放射性疼痛。

➤ 经保守治疗，症状反复发作，术前经规范保守治疗无缓解。

➤ 术前经椎间盘造影诊断明确：椎间盘源性腰痛。

➤ 对于椎间盘源性腰痛，MIS-TLIF 是一种有效的微创手术方法。

➤ 患者术后症状明显缓解，可早期下地活动。

➤ 术后 1 年 L5-S1 椎间隙获得可靠骨性融合。

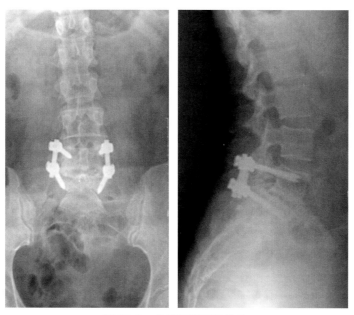

图 16-5　术后腰椎正侧位片

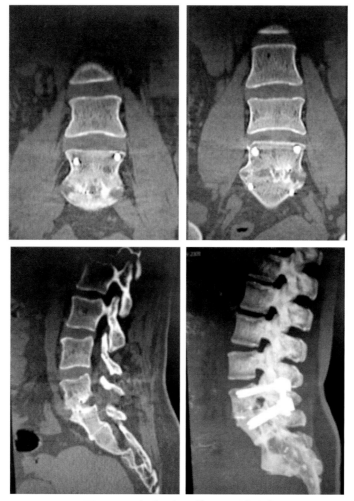

图 16-6　术后 1 年腰椎 CT 三维重建

（李修璨　刘建恒）

病例二   MIS-TLIF 治疗巨大椎间盘突出症

巨大腰椎间盘突出症患者常有外伤史或按摩、正骨治疗史，以下肢疼痛、麻木为主诉，伴或不伴腰痛，部分患者会出现鞍区感觉异常、大小便困难等马尾症状。常规采用单纯椎间盘切除术，包括椎间孔镜、椎间盘镜、小开窗等方法，一方面取出巨大腰椎间盘突出过程中可能造成马尾神经的医源性损伤，同时椎间盘大量切除可能造成医源性腰椎不稳、腰椎间盘突出复发和腰痛。MIS-TLIF 手术经过合理放置通道后，术野显露充分，能完成减压、椎间盘摘除、椎间植骨、内固定等操作，术后患者还可以早期下地进行功能锻炼。

病例介绍

■ 患者：女性，45 岁，教师。

■ 主诉：腰痛伴双下肢痛 19 年，加重 2 年余。

■ 现病史：

➢ 1997 年分娩后出现反复腰痛、双下肢疼痛。

➢ 症状反复发作，口服镇痛药物、理疗症状可以缓解。

➢ 2 年前按摩后出现双小腿后侧、足底麻木，右下肢较重，经过规范保守治疗，患者无缓解。

■ 专科查体：

➢ 腰 4/5 棘突周围压痛、叩痛，并向右下肢放射。

➢ 双小腿外侧、足背皮肤感觉减退，无鞍区麻木。

➢ 双侧踇长伸肌肌力Ⅳ级。

➢ 双侧抬高试验阴性，跟腱反射消失，病理征阴性。

➢ 双侧足背动脉搏动良好，末梢血供好。

■ 影像学检查：

➢ 腰椎 X 线：腰椎退变，L4-5 间隙变窄，呈前窄后宽改变，腰椎生理前凸减小（图 16-7）。

➢ 腰椎 CT：L4-5 巨大椎间盘突出，L5-S1 轻度椎间盘突出，局部轻度钙化（图 16-8）。

➢ 腰椎 MRI：L4-5 巨大突出，硬膜囊明显受压，L5-S1 间盘轻度突出（图 16-9）。

■ 诊断：腰椎间盘突出症（L4-5，L5-S1）。

■ 诊疗计划：

➢ 经过规范保守治疗，患者症状无缓解，手术指证明确。

➢ L4-5 间隙巨大突出伴部分钙化，为手术责任节段。

➢ 巨大突出单纯切除可能出现不稳、复发、腰痛等，可采用单节段 MIS-TLIF 手术治疗。

■ 手术记录：

➢ 常规全身麻醉，俯卧位，消毒铺巾后透视定位，放置双侧微创通道，清除通道内软组织，制备 L4、L5 双侧椎弓根钉道。

➢ 透视见钉道无误后先后切除双侧 L4 下关节突及部分椎板，L5 上关节突尖部、反折部，切除的骨质制成碎骨粒备用。分离、咬除双侧黄韧带后仔细分离双侧神经根，见髓核突出巨大，将双侧 L5 神经根挤压呈扁平状，硬膜囊挤压严重。

➢ 首先小心取出部分脱出间盘，可见其大部分为纤维环，带有部分软骨终板（图 16-10）。再松解游离双侧 L5 神经根后，从右侧通道将神经根、硬膜囊拉向内侧，切开纤维环，用不同型号铰刀、刮匙彻底清除髓核及软骨终板，直至骨性终板。

➢ 将骨粒植入椎间隙后，打入合适型号的装有自体骨粒的 cage，在双侧钉道拧入椎弓根螺钉并用钛棒固定锁死。

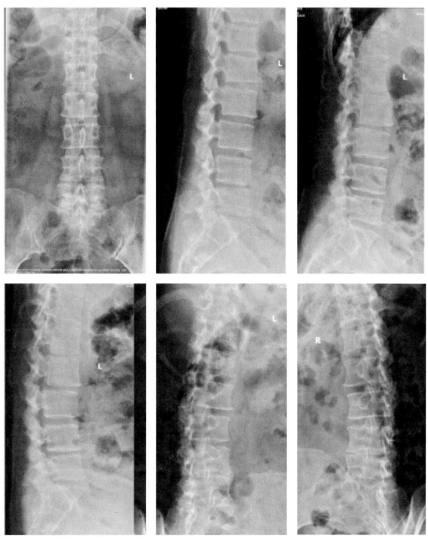

图 16-7 前腰椎六位片

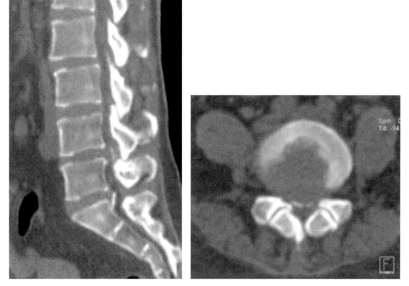

图 16-8 术前腰椎 CT, 断层为 L4-5 巨大间盘突出

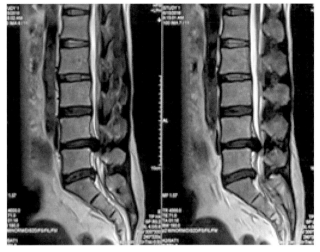
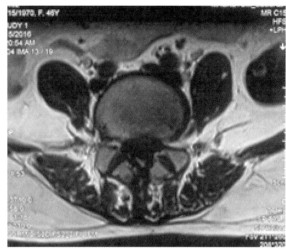

图 16-9　术前腰椎 MRI，可见 L4-5 巨大间盘突出

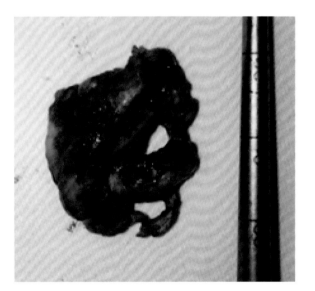

图 16-10　大块脱出纤维环和软骨终板

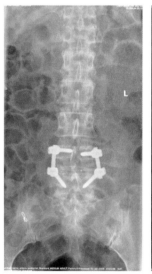
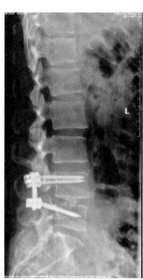

图 16-11　术后腰椎正侧位片

➢ 透视见螺钉、cage 位置无误后，再次探查伤口，逐层关闭，罗哌卡因伤口封闭止痛。

■ 围术期情况：

➢ 手术时间 90 min，出血量 80 ml。

➢ 术中清除椎间盘计量 8 ml。

➢ 术前腰痛 VAS 评分 8 分，腿痛 VAS 评分 9 分；术后 2 天腰痛 VAS 评分 3 分，腿痛 VAS 评分 0 分。

➢ 术后 1 天下地功能锻炼，复查 X 线片显示内固定位置良好（图 16-11），术后 3 天出院。

■ 随诊情况：

➢ 术后 3 个月复查，X 线片显示腰椎内固定位置良好。

➢ 6 个月、12 个月复查腰椎正侧位 X 线显示内固定位置良好，未见松动和失败。

➢ 术后 12 个月 CT 平扫和三维重建可见椎间已形成骨性融合（图 16-12），患者可自由活动。

■ 总结：

➢ 该患者病史长，近期症状明显加重，蹈长伸肌肌力减弱，有明确手术指征。

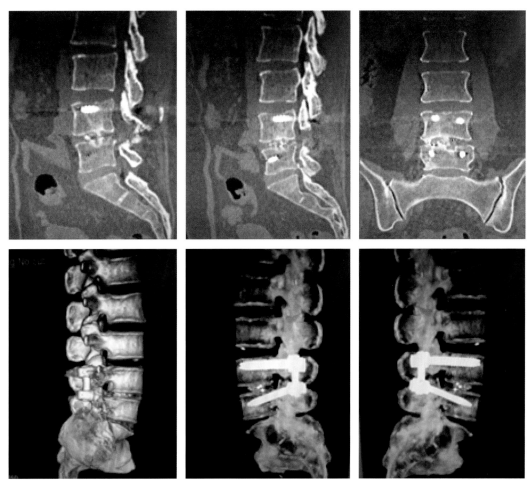

图 16-12　术后 1 年 CT 平扫及三维重建

➢ 影像学检查示巨大宽基底椎间盘突出，伴有部分钙化，单纯椎间盘切除，复发率较高，可能造成医源性腰椎不稳和腰痛。

➢ 患者 L4-5、L5-S1 双节段突出，但责任节段为 L4-5，考虑患者年龄 46 岁，做教师工作，无重体力劳动，选择责任节段行 MIS-TLIF。

➢ 患者有长期腰痛病史，同时该间隙伴有前宽后窄改变，采用融合方案可获得更好的远期治疗效果。

（王旭翾　刘建恒）

病例三　MIS-TLIF 手术治疗腰椎管狭窄症

腰椎管狭窄症以间歇性跛行为典型症状，部分患者神经根卡压严重，可在静息时出现下肢疼痛。腰椎管狭窄以老年患者多见，常在活动后出现症状，影响正常生活时选择手术治疗。此类患者腰椎常有广泛退变，常伴多节段椎间盘突出、椎管狭窄，手术治疗应贯彻精准医疗的理念，术前综合使用检查手段明确责任间隙。对于年龄偏大、体质差这一人群，MIS-TLIF 手术创伤小、康复快、并发症少等优点显得格外显著。

病例介绍

■ 患者：巴某某，男性，71 岁。

■ 主诉：腰痛 20 年，双下肢间断疼痛麻木 2 年，加重 6 个月。

➢ 患者近 20 年间断出现腰痛，休息后部分缓解。

➤ 近 2 年出现行走后双下肢外侧疼痛麻木，左下肢重于右下肢，休息后可缓解，行走距离逐渐缩短。

➤ 近 6 个月症状加重，行走约 200 m 便出现双下肢疼痛不适，休息后可缓解，经规范保守治疗无明显改善。

■ 查体：

➤ 缓慢步态，自动体位，腰骶部无压痛，叩痛不明显。

➤ 四肢深感觉、触觉未见明显减退。

➤ 双侧足背动脉搏动良好，末梢血供良好。

➤ 四肢肌力、肌张力正常。

➤ 双侧膝腱反射正常存在，跟腱反射未引出。

➤ 双侧直腿抬高试验及加强试验阴性。

■ 影像学检查：

➤ 腰椎 X 线：显示腰椎退变，椎小关节增生，屈伸位无明显腰椎不稳，斜位未见峡部裂（图 16-13）。

➤ 腰椎 CT：显示 L4-5 节段椎间盘突出，椎管和侧隐窝明显狭窄，黄韧带肥厚，椎小关节增生（图 16-14）。

➤ 腰椎 MRI：显示 L4-5 节段椎管明显狭窄，黄韧带肥厚，硬膜囊受压明显（图 16-15）。

■ 诊断：腰椎管狭窄症（L4-5）。

■ 诊疗计划：完善术前准备，行 L4-5 MIS-TLIF 手术治疗。

■ 手术记录：

➤ 常规全身麻醉俯卧位，消毒铺巾后定位、放置通道，清除通道内软组织后在 L4、L5 建立双侧椎弓根螺钉钉道。

➤ 透视见钉道位置无误后经左侧通道用骨刀切除 L4 左侧下关节突，咬除部分椎板后切除 L5 上关节突尖部及返折部，去除增生肥厚的黄韧带。

➤ 切除突出的髓核、松解左侧 L5 神经根后，从右侧通道将神经根、硬膜囊拉向内侧，切开纤维环，用不同型号铰刀、刮匙彻底清除髓核及软骨终板。

➤ 将通道向内侧倾斜，显露棘突根部。将硬膜囊轻轻下压后用骨刀从棘突根部潜行切除 L4 右侧内层椎板，去除增生的黄韧带，再切除 L5 右侧上关节突反折部，充分松解右侧 L5 神经根（16-16）。

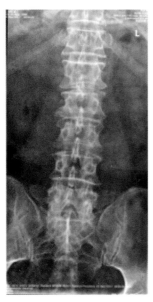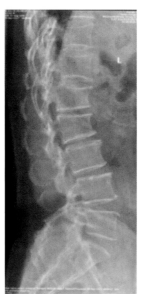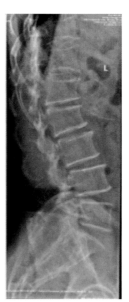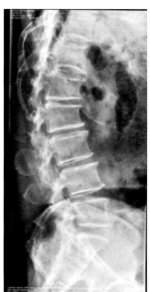

图 16-13　腰椎 X 线

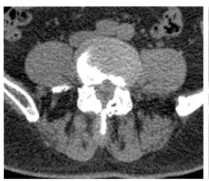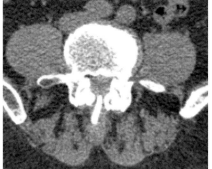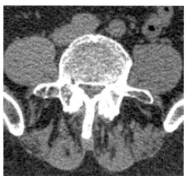

图 16-14　CT 显示 L4-5 椎管狭窄

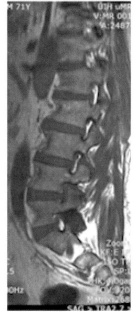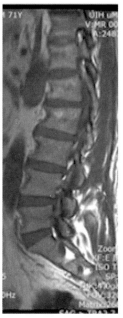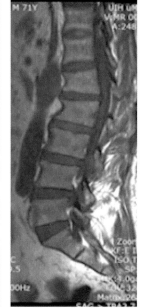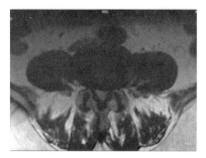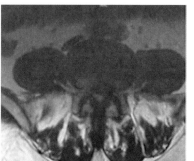

图 16-15　MRI 显示 L4-5 椎管狭窄

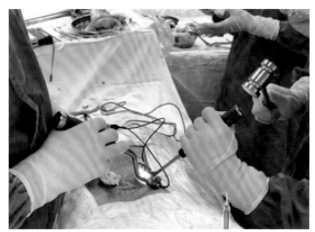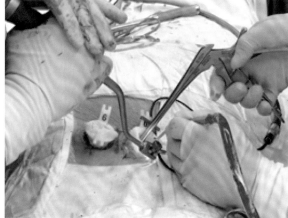

图 16-16　术中倾斜通道进行对侧减压

➤ 检查对侧神经根，无压迫后将通道复位，牵开硬膜囊、神经根，在椎间隙植骨后选择合适大小的cage填充骨粒并打入椎间隙，在双侧钉道内拧入合适的椎弓根螺钉并钛棒加压固定。

➤ C臂透视确认螺钉、cage位置无误后，再次探查伤口，逐层关闭伤口，罗哌卡因伤口封闭止痛。

■ 围术期情况：

➤ 手术时间90 min，出血量70 ml。

➤ 术中清除椎间盘计量10 ml。

➤ 术后1天下地功能锻炼，间歇性跛行症状完全改善。

➤ 术后复查腰椎正侧位X线片，显示内固定位置良好（图16-17）。

➤ 术后复查CT可见腰4-5间隙左侧入路，双侧椎管容积扩大减压，右侧L4内层椎板切除（图16-18）。

■ 随访情况：

➤ 术后1个月复查腰椎正侧位X线显示内固定位置良好（图16-19）。

➤ 术后3个月、6个月和12个月复查，腰椎正侧位X线显示内固定位置良好，未见松动和失败。

■ 总结：

➤ 退变导致的腰椎管狭窄症患者往往椎管狭窄明显，椎小关节退变增生，引起间歇性跛行症状，保守治疗效果不佳时，可手术治疗。

➤ 单节段腰椎管狭窄症是MIS-TLIF手术的适应证之一，具有创伤小、出血量小、术后康复快等优点。

➤ MIS-TLIF可通过双侧通道切除椎板、黄韧带，扩大椎管前后径，进行椎管和侧隐窝减压。

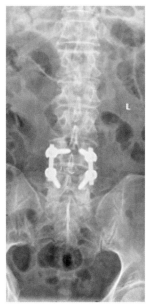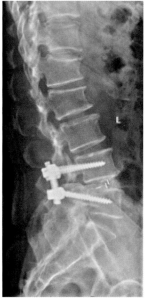

图 16-17　术后复查 X 线显示内固定位置良好

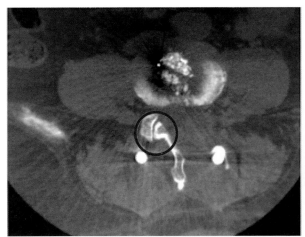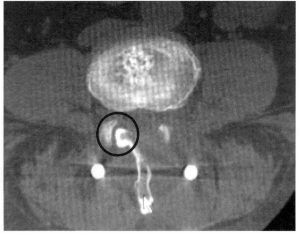

图 16-18　术后 CT 显示左侧入路行双侧椎管减压

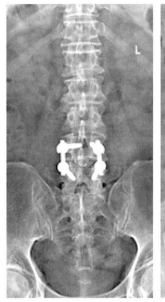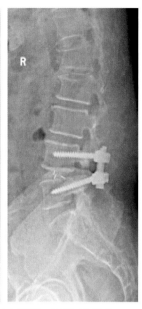

图 16-19　术后 1 个月复查腰椎正侧位 X 线片

> 也可通过单侧入路完成双侧减压，单侧通道切除本侧椎板、黄韧带之彻底减压后，向内侧调整通道，经过棘突根部切除对侧部分内层椎板，进行对侧椎管和侧隐窝减压。

（刘建恒　王旭翾）

病例四　MIS-TLIF 治疗极外侧型腰椎间盘突出症

每节段腰椎间盘分别有行走神经根和出口神经根，腰椎间盘突出症根据突出位置不同可能卡压不同神经根，进而导致不同的神经症状。一般椎管内突出间盘多卡压行走神经根，而极外侧突出卡压出口神经根，并可直接卡压神经节位置，造成剧烈疼痛。对于极外侧腰椎间盘突出可先采用规范保守治疗，如果无效再考虑手术治疗。采用椎间孔镜手术可以直接减压，但是极外侧突出可能造成穿刺和置管困难，甚至损伤出口神经根，而采用 MIS-TLIF 手术可直视下减压，避免神经根损伤，具有创伤小、康复快、并发症少等优点。

病例介绍

■ 患者：郭某某，男性，71 岁。

■ 主诉：腰痛伴右下肢放射痛 7 个月，加重 3 个月。

> 患者近 10 年间断出现腰腿痛，休息和保守治疗可缓解。

> 3 年前出现腰痛伴左下肢疼痛，经保守治疗后左下肢症状可缓解。

> 7 个月前无明显诱因出现腰痛伴右下肢放射痛，从右侧腰臀部放射至右大腿前外侧，膝关节以下无放射痛，无间歇性跛行，下地站立时即感疼痛严重，行走困难，在当地医院经理疗、牵引、静滴甘露醇、口服消炎镇痛药物等治疗后缓解。

> 3 个月前上述症状再次发作并加重，右侧卧位、久坐、站立均可诱发右下肢放射痛，在当地医院住院治疗，静滴甘露醇、甲强龙、牵引、理疗后等症状未见明显好转，且进行性加重。

> 最近一周症状进一步加重，因右下肢不能下地行走，即使卧床也出现右下肢疼痛，平卧几分钟后右下肢疼痛剧烈并难以忍受，严重影响日常活动和睡眠。

■ 查体：

> 跛行步态，站立、行走困难，被动体位。

> L3-5 右侧棘突旁压痛、叩痛，并向右下肢放射。

> 腰椎主动和被动前屈、后伸及侧屈活动明显受限。

> 右侧直腿抬高试验、直腿抬高加强试验阳性。

> 右侧股神经牵拉试验阳性。

> 右侧髂腰肌、股四头肌肌力Ⅳ级，其他肌力正常。

> 右侧膝腱反射消失，左侧膝腱放射正常引出，双侧跟腱反射未引出，病理征（-）。

> 双侧足背动脉搏动良好，末梢血供好。

■ 影像学检查：

> 腰椎 X 线：腰椎退行性改变，椎体前缘骨赘形成（图 16-20）。

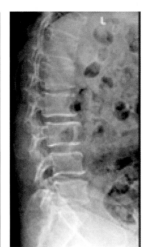
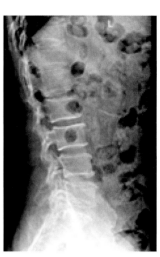
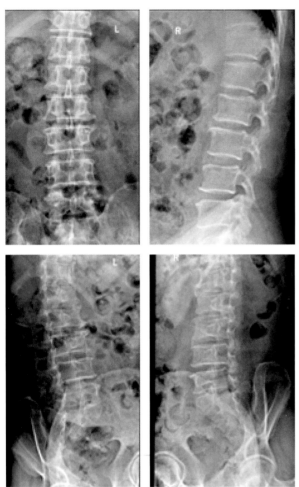
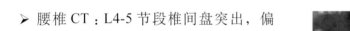

图 16-20　腰椎 X 线

> 腰椎 CT：L4-5 节段椎间盘突出，偏左侧，椎管和侧隐窝轻度狭窄（图 16-21）。

> 腰椎 MRI：由于患者长时间平卧，剧烈疼痛，无法平稳完成全程扫面，图片虚影模糊。矢状位图像显示 L4-5 节段椎间盘突出，断层图像显示偏左侧突出，右侧椎管内无明显突出压迫（图 16-22）。

■ 诊断：腰椎间盘突出症（L4-5）。

■ 诊疗计划：

> 患者右下肢疼痛剧烈，与影像学表现不完全一致，先行 L4-5 封闭明确诊断。C 臂引导下行 L4-5 右侧椎间孔封闭（图 16-23），注入 1% 利多卡因 1 ml，右下肢疼痛症状明显缓解。

> 疼痛缓解后患者能够长时间平卧，立即复查腰椎 MRI 和 CT。MRI 清晰显示 L4-5

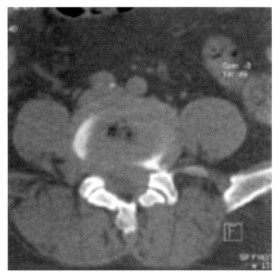

图 16-21　CT 显示 L4-5 椎管狭窄

右侧极外侧腰椎间盘突出症（图 16-24）。CT 影像显示，L4-5 右侧椎间孔极外侧高密度软组织影（图 16-25）。

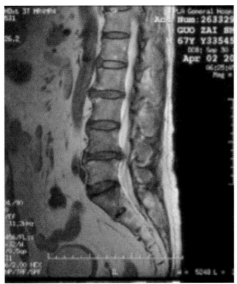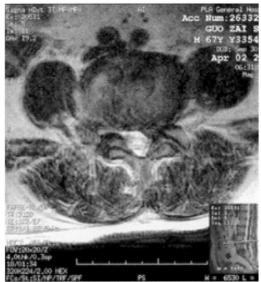

图 16-22 MRI 显示 L4-5 椎间盘突出

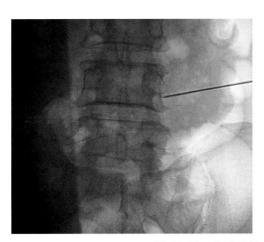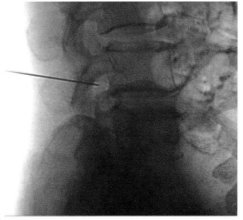

图 16-23 C 臂引导下 L4-5 椎间孔封闭

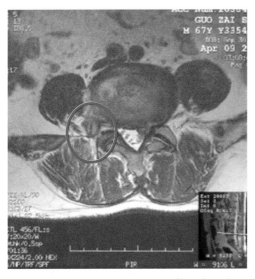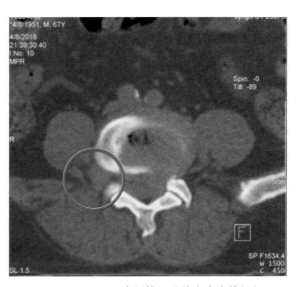

图 16-24 MRI 显示极外侧腰椎间盘突出   图 16-25 CT 显示右侧椎间孔外高密度软组织影

➢ 计划行局部麻醉下行椎间孔镜手术，但植入工作套管过程中即引起右下肢剧烈疼痛，经数次调整套管位置和增加局部麻醉均告失败。

➢ 与患者及家属交代病情后，同意改日行全身麻醉下 MIS-TLIF。

■ 诊断：极外侧型腰椎间盘突出症(L4-5)。

■ 手术记录：

➢ 常规全身麻醉俯卧位，消毒铺巾后放置通道，清除通道内软组织后在 L4、L5 建立椎弓根螺钉钉道（图 16-26）。

➢ 透视见钉道位置无误后经右侧通道用骨刀切除 L4 左侧下关节突，再用椎板咬骨钳咬除部分椎板直至峡部。

➢ 再距 L5 钉道上 5 mm 处用骨刀切除 L5 上关节突上部，并用椎板咬骨钳进一步清除剩余骨质，直至 L5 椎弓根上壁水平。

➢ 清除关节突间黄韧带，双极进行静脉丛止血后，显露 L4 神经根，沿神经根向外侧显露，可见增粗神经节部位张力很大，无法游离和牵开。

➢ 向内侧显露并牵开 L5 神经根，切开纤维环，用不同型号铰刀、刮匙彻底清除髓核及软骨终板，并选择合适高度椎间融合器。

➢ 用前弯髓核钳，在外层纤维环内向外侧潜行钳取极外侧突出间盘，逐步取出多块突出巨大极外侧突出间盘。再次沿 L4 神经根向外侧探查，可见神经节无明显受压，并可松弛牵拉和游离 L4 神经根。

➢ 椎间隙植骨后选择合适大小的 cage 填充骨粒并打入椎间隙，在双侧钉道内拧入合适大小的椎弓根螺钉并用钛棒固定（图 16-27）。

➢ C 臂透视确认椎弓根螺钉、cage 位置无误后，再次探查神经根减压彻底，逐层关闭伤口，罗哌卡因伤口封闭止痛。

■ 围术期和随访情况：

➢ 手术时间 60 min，出血量 30 ml。术中清除椎间盘计量 8 ml。

➢ 术后 1 天佩戴围腰下地行走，右下肢症状完全缓解。

➢ 术后第 2 天复查腰椎正侧位 X 线片，显示内固定位置良好（图 16-28）。术后第 3 天出院。

➢ 3 个月内佩戴围腰下地活动，复查 X 线显示腰椎内固定和 cage 位置良好。术后 6 个月和 12 个月复查腰椎正侧位 X 线显示内固定位置良好，未见松动和失败。

■ 总结：

➢ 极外侧腰椎间盘突出直接压迫出口神经根的神经节位置，可导致剧烈疼痛，诊断不明确时可采用椎间孔封闭进一步明确诊断。

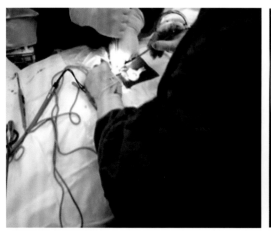
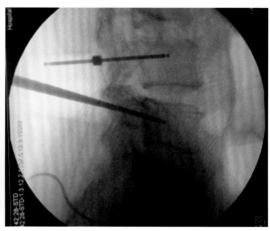

图 16-26　术中常规建立通道并行钉道准备

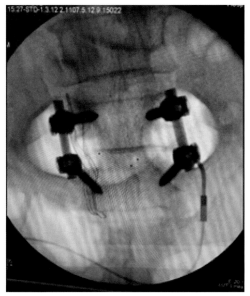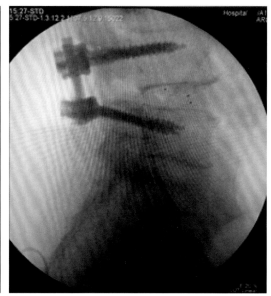

图 16-27　椎间隙植骨，植入椎间融合器并螺钉固定

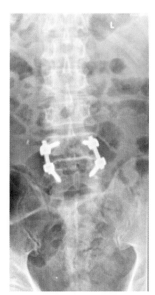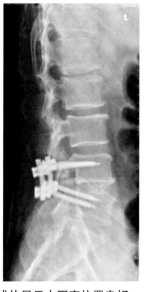

图 16-28　术后正侧位 X 线片显示内固定位置良好

➢ 出口神经根被极外侧突出间盘挤压，可选择局部麻醉椎间孔镜手术，但在置管过程中避开出口神经根，避免神经根损伤。

➢ 如果局部麻醉椎间孔镜手术失败可以选择全身麻醉 MIS-TILIF 手术，具有创伤小、出血量小、术后康复快等优点。

➢ MIS-TLIF 可不必进入椎管，可通过椎间孔进行椎间盘、植骨融合和椎间融合器植入。

➢ 探查极外侧椎间盘突出，可沿出口神经根向外侧探查，特别是增粗的神经节部位，是极外侧突出间盘突出常见位置。

➢ 巨大极外侧椎间盘突出挤压出口神经根，由于神经根张力过大无法游离，可通过椎间盘内先潜行取出突出间盘，再行神经根探查。

（徐　教　刘建恒）

病例五　MIS-TLIF 治疗椎间孔镜术后复发

通过椎间孔入路 Cabin 安全三角植入内镜，使椎间盘、神经根等结构可视化操作，从而使腰椎间盘突出症的治疗效果获得质的飞跃。局部麻醉即可完成手术，具有皮肤切口小、创伤小、费用低、恢复快等优点。但是椎间孔镜术后依然存在复发问题，经保守治疗无效，常需行翻修手术。由于既往椎间孔镜手术史，虽然局部骨性解剖结构破坏不重，但是椎管内存在硬膜和神经根腹侧粘连。

MIS-TLIF 手术常规入路植入通道，在进入椎管内减压过程中应注意解剖结构不清楚、瘢痕粘连等问题，减少患者不必要的神经损伤。

病例介绍

■ 患者：赵某，女性，43岁。

■ 主诉：腰痛11年，左下肢疼痛3个月，先后行两次椎间孔镜手术，术后均复发，左下肢疼痛进行性加重1周。

➤ 患者于11年前出现腰痛，诊断为"腰椎间盘突出症"，给予休息、理疗、药物等保守治疗，症状可缓解。

➤ 7个月前患者出现左臀部、小腿外侧疼痛症状，磁共振检查可见L4-5间盘突出（图16-29），继续保守治疗，症状可部分缓解。

➤ 3个月前出现左下肢疼痛明显加重，复查磁共振显示L4-5椎间盘突出明显加重（图16-30），采用保守治疗症状无明显缓解。于2018年1月16日在本地医院选择椎间孔镜治疗，术后卧床症状缓解，VAS评分0分。

➤ 患者术后卧床休息2周，于2018年1月31日在床上行腰背部五点支撑锻炼时突感腰部疼痛难忍，VAS评分7分，无明显下肢放射痛。患者首先采用保守治疗，腰痛症状无明显缓解，复查磁共振结果显示L4-5椎间盘突出比上次更加明显（2018年2月22日）（图16-31）。

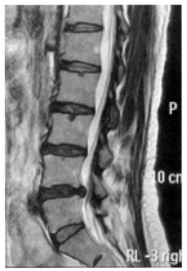
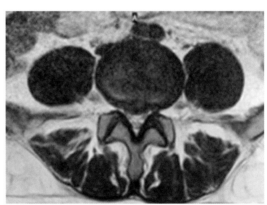

图16-29　磁共振显示L4-5间盘明显退变，中央型间盘突出（2017年7月19日）

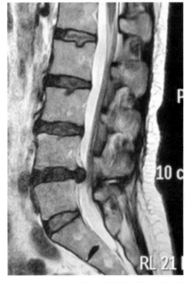
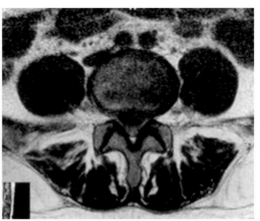

图16-30　与上次磁共振结果相比，L4-5间盘突出明显加重（2017年12月18日）

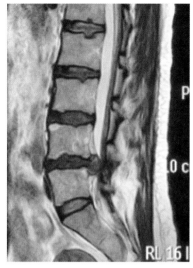
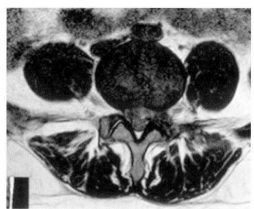

图 16-31 与上次磁共振结果相比，L4-5 间盘突出进一步加重（2018 年 2 月 22 日）

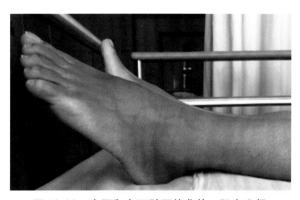

图 16-32 左踝和左踇趾不能背伸，肌力 0 级

➢ 患者选择于 2018 年 2 月 27 日再次行侧路椎间孔镜下髓核摘除减压术，术后患者自觉腰痛、左臀部、小腿外侧疼痛症状明显缓解，VAS 评分 1 分，术后患者选择卧床休息。

➢ 患者于 6 天前（2018 年 3 月 11 日）打喷嚏后腰部疼痛及左下肢疼痛麻木症状明显加重，VAS 评分 10 分。第二天并逐渐出现左足背感觉麻木、背伸无力，左下肢疼痛难忍，翻身困难，当地医院静脉给予甘露醇、地塞米松后症状未改善。患者左下肢足背伸力量下降至 0 级，并出现鞍区麻木，急转本院进一步治疗。

➢ 查体：

➢ 卧床强迫体位，翻身活动即出现剧烈疼痛，左侧腰部 7 mm 手术切口。

➢ 腰部压痛、叩痛明显，并向左下肢放射。

➢ 左小腿肌肉明显萎缩，髌骨下极 10 cm 处测量较对侧减小 2 cm。

➢ 左小腿外侧及足背皮肤感觉迟钝，左侧鞍区感觉减退。

➢ 左侧跟腱反射消失。

➢ 左侧胫前肌肌力 0 级，左侧伸踇长伸肌肌力 0 级（图 16-32）。

➢ 左侧直腿抬高试验 10° 阳性，加强试验阳性。

➢ 双侧足背动脉搏动良好，末梢血供好。

➢ 双侧生理反射正常存在，病理反射未引出。

➢ 入院后影像学检查：

➢ 腰椎 X 线：腰椎轻度退变，正位显示轻度侧凸，屈伸位未见明显不稳，L4-5 间隙略变（图 16-33）。

➢ 腰椎 CT：L4-5 椎间盘巨大突出，神经根受压，左侧 L5 部分上关节突腹侧椎间孔镜成形术后（图 16-34）。

➢ 腰椎 MRI：L4-5 巨大椎间盘脱出，左侧椎间孔神经根明显受压，脂肪抑制序列显示上下终板长 T2 信号改变（图 16-35）。

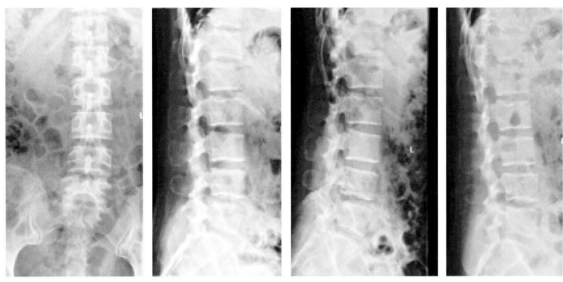

图 16-33　X 线片可见腰椎轻度侧凸, 屈伸位无明显不稳, L4-5 略窄

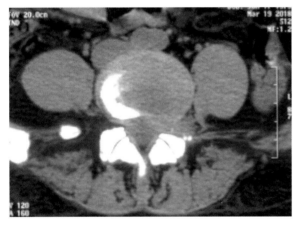

图 16-34　CT 显示 L4-5 巨大突出, 左侧椎间孔处神经受压

■ 诊断 : 腰椎间盘突出症术后复发。

■ 诊疗计划 :

➤ 该患者目前腰腿痛症状严重, 并出现左下肢踝关节和足趾不能主动背伸, 鞍区麻木, 需要积极手术处理。

➤ 经过两次椎间孔镜手术, 目前影像学显示椎管内仍有巨大椎间盘脱出伴有终板炎, 可以采用 MIS-TLIF 术式, 避免再次复发。

➤ 症状主要表现为腰部和左下肢, 影像学显示突出主要集中在左侧椎间孔区域和中央椎管, 手术减压主要在左侧。右下肢无症状,

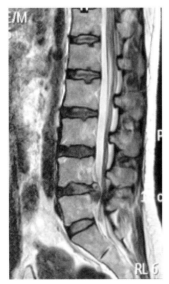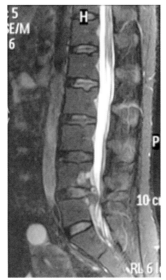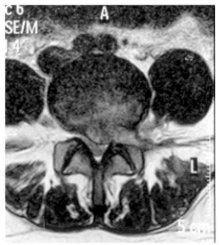

图 16-35　腰椎 MRI : L4-5/S1 椎间盘脱出, 伴有上下终板炎

影像学显示右侧侧隐窝、神经根管无狭窄受压，右侧椎管无须处理。

■ 手术记录：

➤ 常规麻醉，俯卧位消毒铺巾后定位（图16-36），建立双侧 L4-5 通道，清除通道内软组织后，在 L4、5 建立椎弓根螺钉钉道，透视确认钉道位置正确（图 16-37）。

➤ 左侧通道内用骨刀切除 L4 下关节突，咬除部分椎板后至棘突根部，进一步切除 L5 上关节突上部和反折部，进一步清除背侧黄韧带和硬膜外脂肪。

➤ 分离硬膜囊、神经根腹侧瘢痕和粘连后，首先取出椎间孔内脱出椎间盘，见其中大块游离软骨终板。进一步游离硬膜囊和神经根腹侧粘连后用神经根拉钩将两者拉向内侧，显露椎间盘外缘和侧隐窝。

➤ 探查椎间隙内空虚，部分软骨终板完全脱离，部分骨性终板显露。分别用铰刀、终板刮勺进一步清除椎间隙残存的髓核、纤维环和软骨终板，直至骨性终板（图 16-38）。

➤ 椎间隙内首先植入局部切除的自体骨后，选择合适大小的 cage 填充骨粒并斜行打入椎间隙，小植骨棒进一步敲击 cage 尾部使其旋转至水平位，探查并清理后纵韧带和

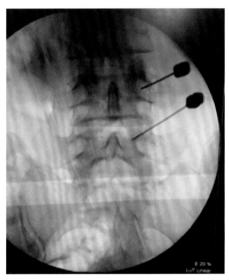
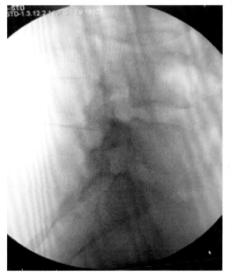

图 16-36　正侧位透视确认手术切口位置

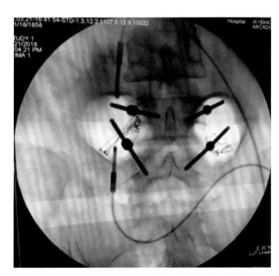
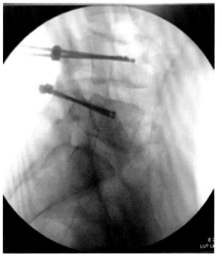

图 16-37　正侧位透视确认钉道位置正确

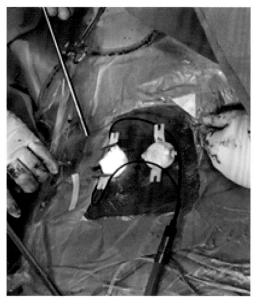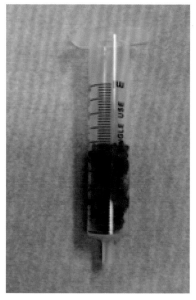

图 16-38　手术通道位置和术中清除的椎间盘

cage 间隙直至对侧。

　　➢ 在双侧钉道内拧入合适大小的椎弓根螺钉，并置入 4 cm 长预弯钛棒，旋入螺母并加压固定，再次透视确认内固定和 cage 正确（图 16-39），逐层关闭切口。

　　■ 围术期和随访情况：

　　➢ 手术时间 70 min，术中出血约 60 ml，术后 1 天下地活动，复查 X 线片显示内固定位置良好（图 16-40）。

　　➢ 术后患者腰腿疼痛症状完全缓解，VAS 评分 0 分。

　　➢ 术后鞍区和左下肢麻木症状好转，随访进一步好转，4 周后感觉恢复正常，麻木感消失。

　　➢ 左下肢术后采用康复理疗，2 周后左足踝、趾背伸肌力恢复为一级，4 周复查肌力恢复为三级，3 个月复查肌力恢复为四级，6 个月复查肌力五级，双侧无明显差异。

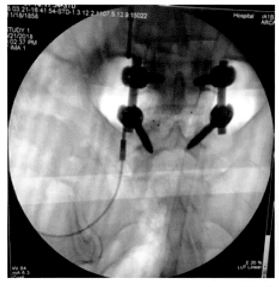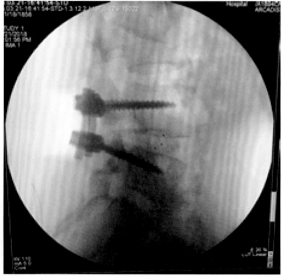

图 16-39　术中 C 臂进一步确认内固定和 cage 位置正确

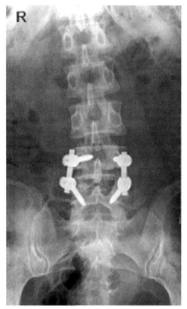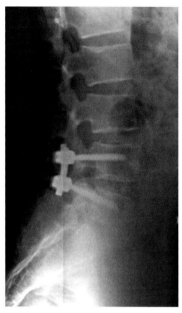

图 16-40　术后 X 线显示内固定和 cage 位置

■ 总结：

➢ 对于比较年轻的单纯椎间盘突出症患者，可以选择椎间孔镜治疗，但必须认识到椎间孔镜手术存在一定的复发率和再手术率。

➢ 磁共振显示椎间盘退变较为严重、中央型巨大突出患者，采用椎间孔镜手术复发率相对较高，对于复发患者可采用 MIS-TLIF 治疗。

➢ 对于椎间盘巨大突出，特别是伴有软骨终板脱出、终板炎、剧烈腰痛的患者，建议采用 MIS-TLIF 治疗。

➢ 椎间孔镜术后复发患者采用 MIS-TLIF 治疗，术中应注意硬膜囊和神经根腹侧存在瘢痕和粘连，游离神经根和硬膜囊时必须小心神经损伤和硬膜囊撕裂。

➢ 对于出现神经根损伤、肌力下降、肌肉萎缩、鞍区麻木等严重神经损伤症状者，建议尽快手术治疗。

➢ 巨大极外侧椎间盘突出挤压出口神经根，由于神经根张力过大无法游离，可通过椎间盘纤维环内潜行取出突出间盘后再探查神经根。

病例六　MIS-TLIF 单侧入路混合内固定治疗腰椎间盘突出症术后复发

腰椎间盘突出症采用椎间盘镜、小开窗等手术后复发，经保守治疗无效，常需行翻修手术。由于既往有经后路手术史，造成局部结构破坏，软组织粘连增生，手术入路解剖层次不清楚，翻修手术风险高，可能出现硬膜囊、神经根损伤等并发症。MIS-TLIF 经椎旁肌间隙入路，可避开原手术入路解剖结构不清楚、瘢痕粘连等难点，降低手术风险，同时也可减少神经损伤。

病例介绍

■ 患者：王某，女性，51 岁。

■ 主诉：腰椎间盘突出症术后 1 年余，左下肢疼痛 5 个月，进行性加重 3 周。

➢ 患者于 1 年前因左下肢疼痛、麻木，诊断为 L5-S1 腰椎间盘突出症，在外院行 L5-S1 左侧经后侧入路切开小开窗手术。

➢ 术后 5 个月再次出现左下肢麻木、疼痛，休息后疼痛减轻，劳累后加重，经过规范保守治疗症状无明显好转。

➢ 近 3 周症状逐渐加重，行走 500 m 后出现左下肢疼痛、麻木明显加重，不能正常行走，休息缓解后方可继续行走。

■ 查体：

➢ 正常步态，自动体位，腰骶部后正中手术切口。

➢ 腰部无明显压痛、叩痛。

➢ 四肢深感觉、触觉未见明显减退。

➢ 左侧屈趾肌、腓骨长短肌肌力Ⅳ级，左侧跟腱反射消失。

➢ 左侧直腿抬高试验 30° 阳性，加强试验 20° 阳性。

➢ 双侧足背动脉搏动良好，末梢血供好。

➢ 双侧生理反射正常存在，病理反射未引出。

■ 术前影像学检查：

➢ 腰椎 X 线：腰椎退变，L5 左侧椎板部分缺如，L5-S1 间隙上下终板增生，屈伸位未见明显不稳（图 16-41）。

➢ 腰椎 CT：L5-S1 椎间盘突出，神经根受压，左侧部分椎板部分缺如（图 16-42）。

➢ 腰椎 MRI：L5-S1 椎间盘突出，神经根受压，局部解剖结构紊乱（图 16-43）。

■ 诊断：腰椎间盘突出症术后复发

■ 诊疗计划：

➢ 该患者主要症状集中在左下肢，影像学显示左侧 L5-S1 间盘术后复发，手术减压应在左侧。

➢ 该患者右下肢无症状，影像学显示右侧侧隐窝、神经根管无狭窄受压，右侧无须减压处理。

➢ 采用创伤更小的"经单侧通道椎板关节突螺钉内固定＋单侧椎弓根螺钉内固定混合固定技术"，即可左侧彻底减压、融合，又可达到双侧内固定和稳定的目的。

■ 手术记录：

➢ 常规全身麻醉俯卧位，消毒铺巾后定位，建立 L5-S1 左侧通道，清除通道内软组织、瘢痕后建立钉道，透视确认钉道位置正确。

➢ 左侧通道内用骨刀切除 L5 左侧下关节突，咬除部分椎板后切除 S1 上关节突尖部及反折部，注意游离第一次手术造成的瘢痕和粘连。

➢ 分离硬膜囊、神经根瘢痕和粘连后，清除局部黄韧带，用神经根拉钩将两者拉向内侧，显露椎间盘外缘和侧隐窝。

➢ 分别用铰刀、终板刮匙清除椎间隙残存的髓核、纤维环和软骨终板，直至骨性终板。

➢ 椎间隙植入局部自体骨后，选择合适大小的 cage 填充骨粒并打入椎间隙，在左侧钉道内拧入合适长度的椎弓根螺钉并钛棒固定。

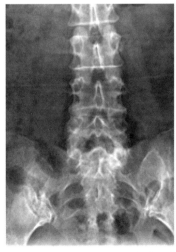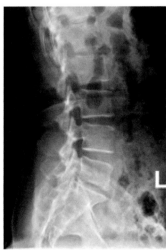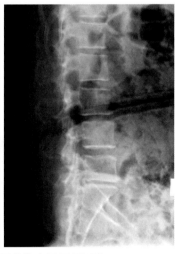

图 16-41　术前 X 线片可见 L5 左侧椎板骨质缺损，屈伸位未见明显不稳

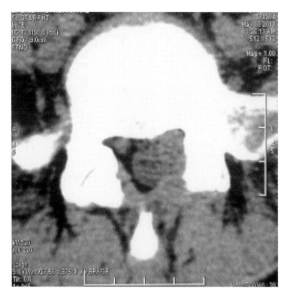

图 16-42　术前 CT：L5-S1 椎间盘突出

> 将工作通道内倾后显露棘突根部，按预先测量好的内倾和尾倾角度，用磨钻准备经棘突椎板的关节突螺钉钉道，C 臂确认钉道位置正确（图 16-44）。

> 透视确定钉道位置准确后，选择合适长度的全螺纹皮质骨螺钉旋入钉道，再次透视确认内固定和 cage 正确，逐层关闭切口。

■ 围术期及随访情况：

> 手术时间约 80 min，术中出血约 40 ml，手术伤口长约 2.5 cm（图 16-45）。

> 术后 1 天下地活动，下肢症状完全缓解，复查腰椎 X 线片显示内固定位置良好（图 16-46）。

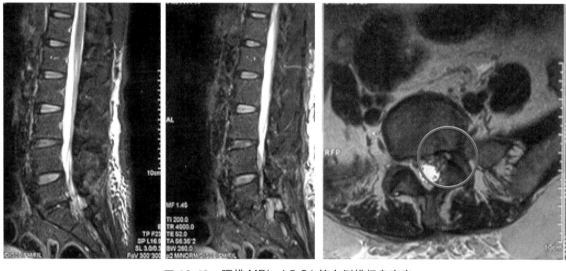

图 16-43　腰椎 MRI：L5-S1 偏左侧椎间盘突出

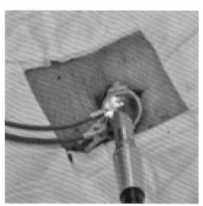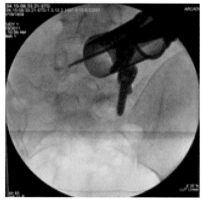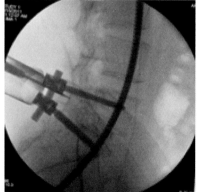

图 16-44　通道后撤显露棘突根部，磨钻准备钉道并透视确认

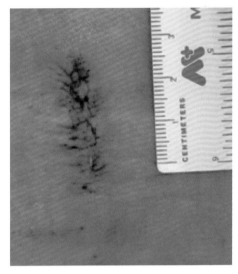

图 16-45　手术切口长约 2.5 cm

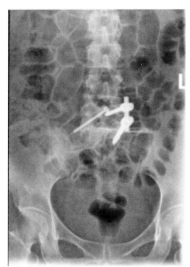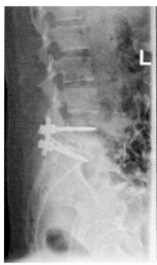

图 16-46　术后腰椎 X 线片正位

➢ 术后第二天复查三维重建 CT，可见关节突螺钉位置良好，椎间植骨融合确切（图 16-47）。

➢ 术后随访 1 年三维重建 CT 显示椎体获得可靠骨性融合（图 16-48）。

➢ 术后 1 年伤口外观照，可见第二次翻修手术切口明显小于第一次手术切口（图 16-49）。

➢ 随访一年外观照显示患者屈伸、侧弯活动情况良好（图 16-50）。

➢ 术后 1 年随访功能和腿痛评分显示患者恢复情况良好（表 16-1）。

表 16-1　（病例六）患者术后随访 1 年功能和疼痛评分

评分	术前	术后 3 个月	术后 6 个月	术后 1 年
VAS 腰痛	5	1	1	0
VAS 腿痛	7	2	1	0
ODI	64	56	41	38

■ 总结：

➢ 沿原手术入路开放翻修手术优点是操作相对简单，缺点是创伤大、解剖结构不清楚、瘢痕粘连、手术风险高。

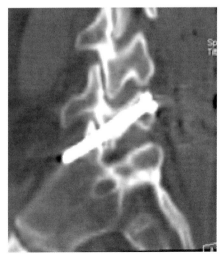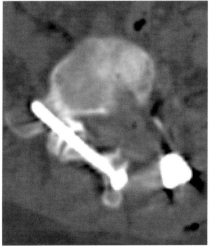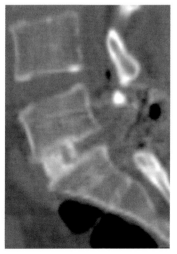

图 16-47　术后三维重建 CT 显示关节突螺钉位置和椎间植骨融合情况

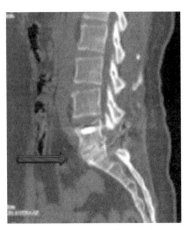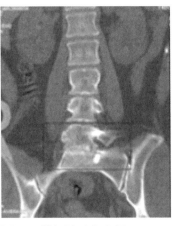

图 16-48　术后 1 年腰椎 CT 显示椎间隙融合良好

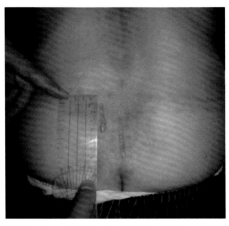

图 16-49　术后 1 年患者伤口照片，显示两次手术切口

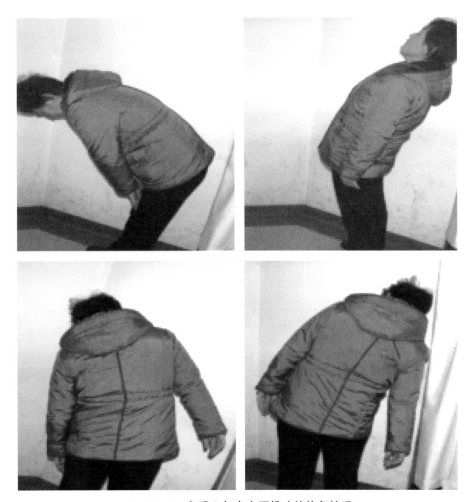

图 16-50　术后 1 年患者腰椎功能恢复情况

➤ MIS-TLIF 优点是手术创伤小，手术入路位于椎旁肌间隙，可规避原手术入路的难点。同时，直视下手术，能够在看清解剖结构的前提下切除椎间盘组织，进行侧隐窝、神经根管减压。

➤ 本手术采用混合内固定术式，不仅规避了传统开放手术的风险，而且实现了单侧切口达到双侧内固定的目的，减少患者的手术创伤，缩短术后恢复时间，获得良好的手术效果。

➤ 通过前期研究，单侧入路双侧混合内固定方式，完全避免对侧手术造成的创伤和风险，同时获得双侧固定的力学稳定性。

（张雅宾　刘建恒）

病例七　MIS–TLIF 治疗巨大钙化型腰椎间盘突出症

严重钙化型椎间盘突出症患者通常病史较长，症状反复发作，外伤、劳累、不良坐姿等是常见诱因。患者常常在尝试各种保守治疗方法均无效后选择手术治疗，采用非融合椎间孔镜、椎间盘镜或者小开窗手术，需要切除钙化间盘和后部纤维环，术后常有腰痛，而且复发率较高。PLIF 手术需要将神经根向内侧极度牵拉才能切除中央钙化部分，可能造成神经根牵拉症状。而 MIS-TLIF 技术通过双侧通道可以彻底清除钙化的椎间盘，解除神经压迫，同时完成内固定和融合，并减少神经根和硬膜囊牵拉造成的损伤。

病例介绍

■ 患者：王某，男性，29 岁，做办公室工作。

■ 主诉：腰痛伴右下肢放射痛 5 年，加重伴间歇性跛行 3 个月。

■ 现病史：

➤ 5 年前无明显诱因出现右下肢放射性疼痛。

➤ 右下肢疼痛反复发作，通过药物、理疗症状可以缓解。

➤ 3 个月前右下肢疼痛加重，自臀部向右大腿后侧放射，疼痛难以耐受并逐渐加重，保守治疗症状无明显好转。

➤ 行走 30 m 后症状明显加重，并向双下肢放射，右侧为重，无法继续行走，卧床休息症状减轻。伴有鞍区麻木，大小便正常。

■ 查体：

➤ 腰椎棘突及椎旁压痛、叩击痛阳性，并向右下肢放射。

➤ 右侧外踝、足底和足外侧面感觉明显减退，鞍区感觉正常。

➤ 右侧腓骨长、短肌肌力Ⅳ级，姆长伸肌肌力Ⅳ级。

➤ 右侧直腿抬高试验 30°阳性，加强试验 20°阳性。

➤ 双侧足背动脉搏动良好，末梢血供好。

➤ 上下肢生理反射存在，病理反射未引出。

■ 影像学检查：

➤ 腰椎 X 线：显示腰椎生理曲度正常存在，屈伸位稳定性正常，无峡部裂和不稳表现（图 16-51）。

➤ 腰椎 CT：显示 L5-S1 椎间盘巨大突出，伴有局部明显钙化，椎管狭窄明显（图 16-52）。

➤ 腰椎 MRI：显示 L5-S1 巨大椎间盘突出，硬膜囊明显受压，伴有局部椎管狭窄（图 16-53）。

■ 诊断：腰椎间盘突出症（L5-S1）。

■ 诊疗计划：

➤ 该患者主要表现为右下肢疼痛和间歇性跛行，保守治疗无效，虽然患者比较年轻，但症状严重影响日常活动，具有明确手术指征。

➤ 影像学显示 L5-S1 巨大突出伴有钙化，局部腰椎管狭窄，行走后出现双下肢症状，手术需要双侧椎管减压。

➤ 患者 L5-S1 巨大突出伴有钙化，在减压过程中应注意保护神经根和硬膜囊，避免过度牵拉导致神经损伤。

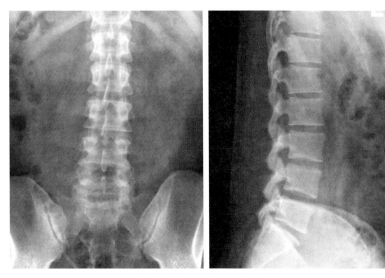

图 16-51　腰椎正侧位 X 线

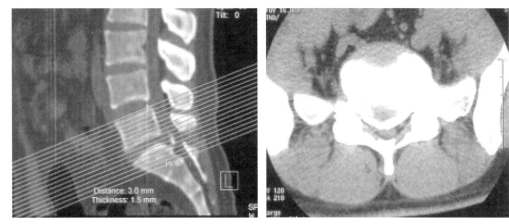

图 16-52　CT 显示 L5-S1 大块椎间盘突出伴钙化

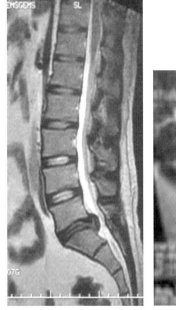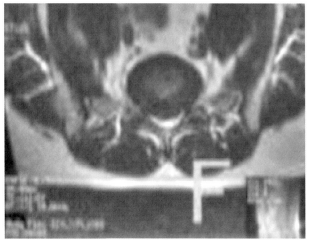

图 16-53　MRI 显示 L5-S1 大块椎间盘突出

➢ 该患者巨大突出伴钙化切除后，椎间隙后部间隙空虚，导致腰痛和复发率较高，可采用 MIS-TLIF 手术。

■ 手术记录：

➢ 全身麻醉，俯卧位，消毒铺巾后准确定位，建立双侧 L5-S1 通道，清除通道内软组织，建立双侧椎弓根螺钉钉道并透视确认位置正确。

➢ 通道内用骨刀切除 L5 右侧下关节突，咬除部分椎板后切除 S1 上关节突尖部及反折部，注意硬膜外静脉丛彻底止血。

➢ 游离硬膜囊、神经根，清除局部黄韧带，探查神经根张力较大，无法牵向内侧。经椎间孔位置椎间盘无明显钙化，切开纤维环，用铰刀和刮匙清除椎间隙残存髓核、纤维环和软骨终板。

➢ 采用前弯髓核咬钳沿神经根腹侧潜行咬除钙化间盘，探查神经根松弛后轻轻拉向内侧，再进一步咬除更靠近中央的钙化间盘，循序渐进直至咬除钙化间盘接近中线位置。

➢ 左侧通道内采用同样操作，直至双侧咬除钙化间盘在中线会师，进一步探查是否有残存间盘和压迫神经根组织，是否存在中央管和侧隐窝狭窄，直至双侧减压满意。

➢ 椎间隙植入局部自体骨后，选择合适大小的 cage 填充骨粒并打入椎间隙，在双侧钉道内拧入合适大小的椎弓根螺钉，4 cm 钛棒连接并加压固定。

■ 围术期情况：

➢ 手术时间 110 min，出血量 120 ml。

➢ 术前腰痛 VAS 评分 5 分，腿痛 VAS 评分 9 分；术后 1 天腰痛 VAS 评分 1 分，腿痛 VAS 评分 0 分。

➢ 术后 1 天下地功能锻炼，复查 CT 显示 L5-S1 巨大钙化椎间盘切除彻底，椎管狭窄减压彻底（图 16-54）。

➢ 术后复查腰椎正侧位 X 线片，显示内固定位置良好（图 16-55）。

➢ 术后 3 天出院。

■ 随诊情况：

➢ 佩戴 3 个月围腰活动，复查 X 线显示腰椎内固定位置良好。

➢ 术后 6 个月和 12 个月复查，腰椎正侧位 X 线片显示内固定位置良好，未见松动和失败。

➢ 术后 12 个月 CT 平扫和三维重建可见椎间获得可靠骨性融合（图 16-56），患者可自由活动。

■ 总结：

➢ 对于椎间盘巨大脱出伴有钙化，切开手术需要极度牵拉神经根才能切除钙化间盘，容易造成神经根和硬膜囊的牵拉损伤。

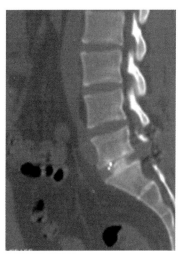
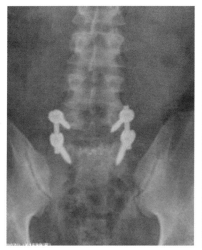

图 16-54　术后 CT 显示钙化椎间盘突出切除彻底

图 16-55　术后复查腰椎 X 线

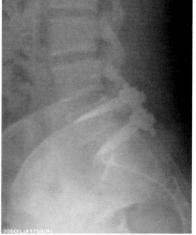

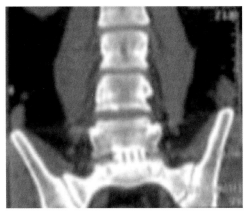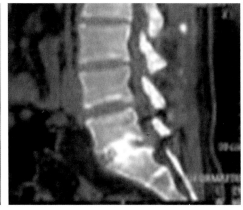

图 16-56 术后 1 年 CT 三维重建显示 L5-S1 椎间骨性融合良好

➢ 巨大的钙化型椎间盘彻底清除后，椎间隙后部空虚，可能造成医源性腰椎不稳和复发，腰痛症状可能进一步加重。

➢ 对于中央型腰椎间盘突出伴严重钙化的患者，由于突出间盘合并钙化位置居于椎管中部，常规 PLIF 手术处理此类钙化，术中操作需要向两侧极度牵拉硬膜囊及神经根，以显露需要处理的位置，容易造成神经根牵拉损伤。

➢ MIS-TLIF 手术经椎间孔入路进行减压、融合，无须过度牵拉硬膜囊及神经根即可减压至中线，避免硬膜囊及神经根的极度牵拉，通过双侧会师完成巨大钙化间盘切除、椎管减压，避免出现神经根牵拉和损伤症状。

（徐 教 刘建恒）

病例八 MIS-TLIF 治疗腰椎滑脱

临床常见的腰椎滑脱主要为退行性腰椎滑脱和峡部型腰椎滑脱，非手术治疗无效时常需手术治疗。峡部裂型滑脱单纯减压手术可能造成医源性不稳和症状进一步加重，常常需要减压联合融合手术。而融合方法包括后外侧融合、前路腰椎椎体间融合、后路腰椎椎体间融合术，MIS-TLIF 治疗腰椎滑脱症，在取得与传统开放手术同样疗效的同时，具有创伤小、出血量少、手术时间短、术后康复快、住院时间短等优点。

病例介绍：

■ 患者：成某某，女性，42 岁。

■ 主诉：腰部不适 1 年余，加重并双下肢酸痛 6 个月。

➢ 1 年前劳累后出现腰背部不适，当时无双下肢症状。

➢ 行腰椎 X 线检查，诊断为 L4 椎体滑脱症。

➢ 经保守治疗后症状可缓解，但腰部不适症状反复发作，多在久坐后出现，并呈加重趋势。

➢ 6 个月前患者症状明显加重并伴有双下肢酸痛感，以左腰部及臀部明显，不能久坐，长时间行走后症状进一步加重。

■ 查体：

➢ 步态缓慢，腰段脊柱稍向右侧弯。

➢ 腰 4/5 棘突间可触及台阶感。

➢ 腰 4/5 棘突及其周围压痛明显、叩痛明显。

➢ 下肢感觉未见明显减退。

➢ 双下肢肌力正常，双侧跟腱反射正常存在，病理反射未引出。

■ 影像学检查：

➢ 腰椎 X 线（图 16-57）：L4 椎体滑脱，双侧峡部裂，屈伸位显示 L4-5 椎体间不稳。

➢ 腰椎 CT：显示 L4-5 节段椎间盘突出，偏左侧，椎管和侧隐窝狭窄（图 16-58）。

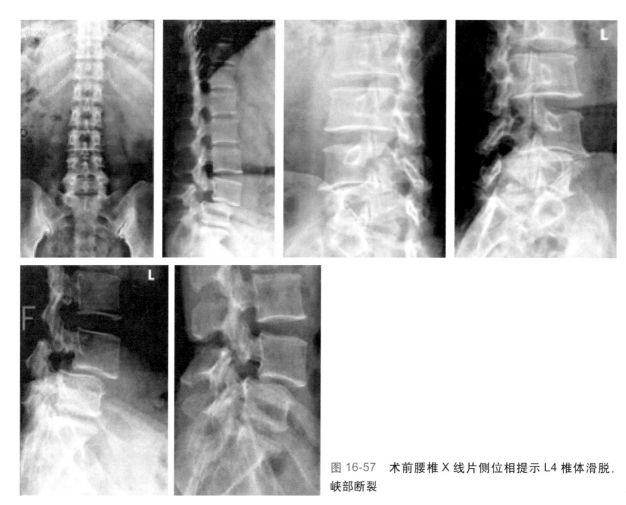

图 16-57　术前腰椎 X 线片侧位相提示 L4 椎体滑脱，峡部断裂

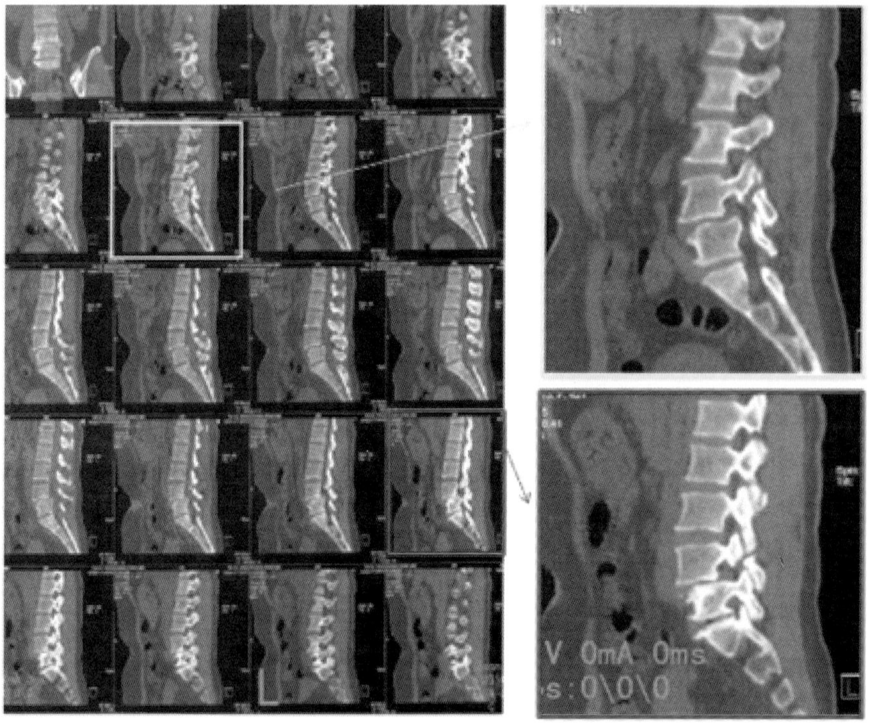

图 16-58　腰椎三维重建 CT 显示双侧 L4 峡部断裂

➢ 腰椎 MRI：由于患者长时间平卧剧烈疼痛，无法平稳完成全程扫面，图片虚影模糊。矢状位图像显示 L4-5 节段椎间盘突出，断层图像显示偏左侧突出，右侧无明显突出压迫（图 16-59）。

■ 诊断：腰椎滑脱症，L4 双侧峡部裂。

■ 诊疗计划。

➢ 该患者主要表现为腰痛和双下肢酸痛，经规范保守治疗无明显好转，具有明确手术指征。

➢ 影像学显示 L4 双侧峡部裂，L4-5 椎体间不稳，行走后出现双下肢症状，手术需要双侧椎管减压、固定、融合。

➢ 该患者二度滑脱，在提拉复位前，应充分减压、松解，提拉复位后应选择椎体间植骨融合，提高术后稳定性。

■ 手术记录：

➢ 全身麻醉，俯卧位，消毒铺巾后准确定位，建立双侧 L4-5 通道，清除通道内软组织，可清晰显示峡部裂位置，L5 椎体常规方法建立椎弓根螺钉钉道。

➢ L4 椎体往往由于滑脱无法清晰显露，

可先显露峡部裂位置，其外侧即为 L4 上关节突，探查 L4 横突位置确定其椎弓根螺钉位置，C 臂透视确认位置正确（图 16-60）。

➢ 通道内用骨刀切除双侧下关节突，显露峡部裂近端并向头侧逆行椎板咬钳切除部分骨质，清除局部黄韧带和增生瘢痕，即可清晰显露出口神经根。

➢ 切除 L5 上关节突上部及反折部，注意硬膜外静脉丛彻底止血。游离硬膜囊、神经根并牵向内侧。探查台阶处即为椎间隙，向尾侧椎板咬钳切除部分增生骨赘，即可清楚显露椎间隙。

➢ 双侧均切开纤维环，用铰刀和刮勺清除椎间隙残存髓核、纤维环和软骨终板，椎间隙充分松解，出口和行走神经根均充分减压。

➢ 右侧椎间隙植入合适高度试模或者铰刀进行椎间隙撑开，左侧 L5 上短尾万向椎弓根螺钉，L4 上长尾万向椎弓根螺钉。4 cm 长钛棒连接后锁定 L5 螺帽，改锥引导通道外后 L4-5，适当撑开操作后进行提拉操作（图 16-61），透视确定提拉复位满意后临时锁定。

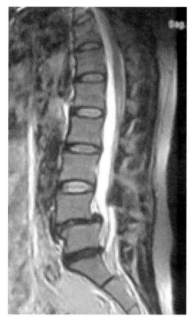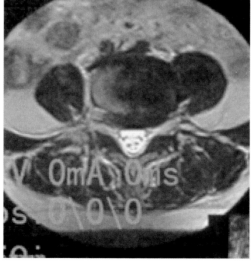

图 16-59　腰椎矢状位 MRI 提示 L4 椎体滑脱，椎间隙变窄，横断位显示椎管狭窄

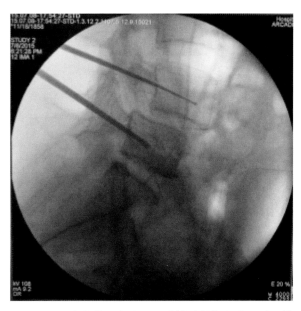

图 16-60　术中使用高分子通道辅助制备钉道，采用横突探查定位进钉技术（详见第 4 章）

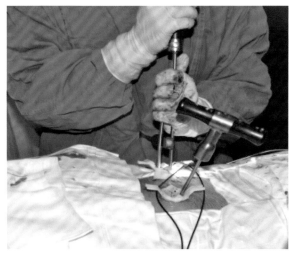

图 16-61　经过双侧通道减压、摘除椎间盘后，在一侧通道使用铰刀翘拨撑开椎间，在另一侧通道使用一枚长尾钉，一枚短尾钉，提拉复位

➤ 右侧通道内取出撑开器械，椎间隙植入局部自体骨后，选择合适大小的 cage 填充骨粒并打入椎间隙，在右侧钉道内拧入合适大小的椎弓根螺钉，4 cm 钛棒连接并加压固定，左侧通道内松开螺母后再次加压锁定螺母。

➤ C 臂确认 cage 和内固定位置良好，再次探查确认双侧出口神经根和行走根减压良好。逐层关闭伤口，罗哌卡因伤口封闭止痛。

■ 围术期和随访情况：

➤ 手术时间 120 min，出血约 100 ml，切除椎间盘 10 ml，植骨 7.5 ml。

➤ 未放置引流，术后第 1 天下地活动，复查腰椎正侧位 X 线片显示复位满意，内固定位置良好（图 16-62）。

➤ 术后 3 个月、6 个月和 1 年随访，疼痛和功能评分逐步好转，患者自觉满意（表 16-2）。

➤ 术后 1 年随访，三维重建 CT 显示椎体间获得可靠骨性融合（图 16-63）。

表 16-2　（病例八）患者术后随访疼痛和功能评分表

评分	术前	术后 3 个月	术后 6 个月	术后 1 年
ODI	56	20	23	19
VAS 腰痛	8	2	2	1
VAS 腿痛	8	1	0	0

■ 总结：

➤ 良好的减压和确切的融合才是确保症状缓解和远期疗效的关键，因此术中复位前请彻底减压和松解，复位融合固定后应再次探查出口神经根和行走神经根。

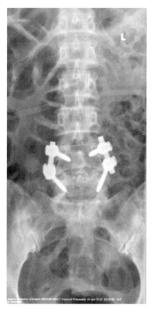
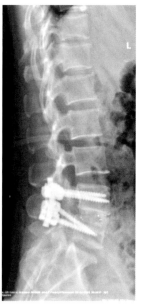

图 16-62　X 线片可见 L4 滑脱完全复位

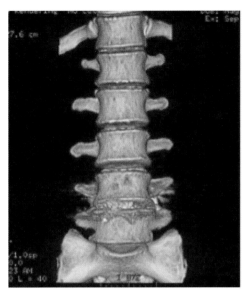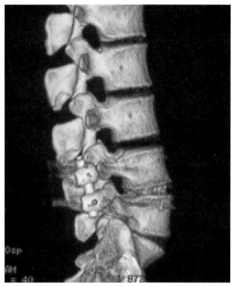

图 16-63 术后 1 年 CT 三维重建可见 L4/5 椎间骨性融合

➤ 通道植入位置准确，可直接显露峡部裂位置，对于出口根减压和显露更为直接，对于滑脱椎体也更容易准备椎弓根螺钉钉道。

➤ 对于腰椎轻度滑脱，如果患者仅有单侧症状，经症状侧通道完成减压、椎间盘摘除后，可直接植骨、合适高度 cage 植入，而不需要提拉复位，对侧也不需要再打开椎管。

（熊 森 张大鹏）

病例九 MIS-TLIF 治疗上腰椎椎间盘突出症肥胖患者

上腰椎椎间盘突出症患者主要表现为股神经症状，巨大突出可能出现马尾神经症状，突出常常伴有钙化。而肥胖患者往往伴随心血管异常、高血脂、高血压等问题，对手术创伤的耐受能力差。肥胖导致传统手术显露术野困难，视野深，肌肉等剥离范围大；而且容易出现切口脂肪液化、愈合不佳甚至感染。MIS-TLIF 手术无论肥胖程度和伤口深浅，其切口长度都一样，只是通道长短差异，具有明显优势。

病例介绍

■ 患者：王某某，女性，37 岁。

■ 主诉：腰痛 2 年，加重伴双下肢麻木 5 个月。

■ 现病史：

➤ 2 年前无明显诱因出现腰痛，无双下肢麻木不适。

➤ 休息后症状自行缓解，为给予特殊治疗。

➤ 5 个月前出现腰痛加重，并伴有双下肢麻木，左下肢疼痛。

➤ 麻木区域位于双下肢及会阴区。

➤ 在当地医院行保守治疗未见缓解。

■ 查体：

➤ 身高 160 cm，体重 105 kg，BMI 为 41。

➤ 缓慢步态，可下地行走，自动体位，脊柱未见明显畸形。

➤ 双下肢肌肉无萎缩，双下肢无水肿。

➤ 腰椎双侧棘突旁无明显压痛、叩击痛。

➤ 右下肢感觉减退，双下肢动脉搏动良好，末梢血液循环好。

➤ 腰椎活动无明显受限，双下肢运动、肌力正常。

➤ 双下肢膝腱反射未引出，病理反射未引出。

■ 术前影像学检查：

➤ 腰椎 X 线片：腰椎屈伸位未见明显不稳，双斜位未见峡部裂，L2-3 间隙后缘可见明显骨化影（图 16-64）。

➤ 腰椎 CT：显示 L2-3 间隙后缘骨化，局部椎管狭窄（16-65）。

➤ 腰椎 MRI：显示 L2-3 间隙后缘短 T2，中等 T1 增生骨赘，导致局部椎管狭窄（图 16-66）。

■ 诊断：L2-3 后纵韧带骨化，腰椎管狭窄症。

■ 诊疗计划：

➤ 该患者主要表现为腰痛和双下肢麻木，经规范保守治疗无明显好转，具有明确手术指征。

➤ 影像学显示 L2-3 单节段后纵韧带骨化，局部椎管狭窄，手术需要双侧椎管减压、固定、融合。

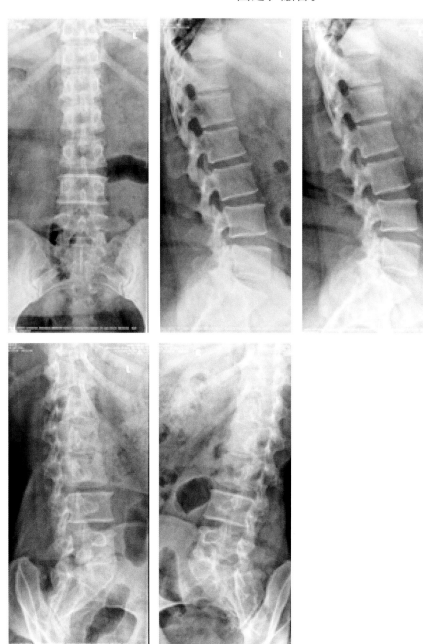

图 16-64   腰椎术前 X 线片，显示 L2-3 间隙后缘骨化

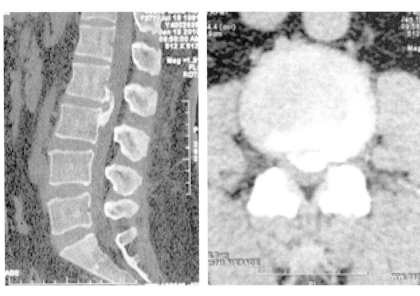

图 16-65　腰椎术前三维重建 CT，显示 L2-3 间隙后缘骨化

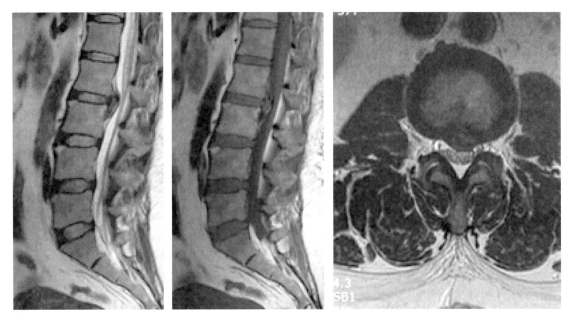

图 16-66　术前腰椎核磁共振，显示 L2-3 间隙后缘短 T2，中等 T1 增生骨赘

➤ 该患者后纵韧带骨化可能与硬膜粘连，手术过程中应避免硬膜神经根损伤和过度牵拉。

■ 手术记录：

➤ 全身麻醉，俯卧位，消毒铺巾后准确定位，建立双侧 L2-3 通道，清除通道内软组织，常规方法建立椎弓根螺钉钉道，C 臂透视确认钉道正确（图 16-67）。

➤ 通道内用骨刀切除双侧下关节突，并向内侧用椎板咬钳切除椎板直至棘突双侧汇

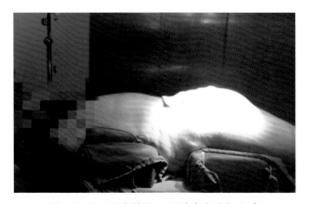

图 16-67　手术体位，肥胖患者腹部悬空

合，形成穹窿顶减压。

➤ 注意硬膜外静脉丛彻底止血，游离硬膜囊、神经根并轻轻牵向内侧。自双侧椎间孔处切开纤维环，用铰刀和刮勺清除椎间隙残存髓核、纤维环和软骨终板。

➤ 自硬膜下用前弯髓核咬钳逐步向中央切除钙化后纵韧带，椎体上下缘硬化骨赘可用骨刀轻轻敲击切除，直至双侧减压在中线汇合。

➤ 椎间隙植入局部自体骨，选择合适大小cage填充骨粒并打入椎间隙，双侧拧入合适大小椎弓根螺钉，4 cm钛棒连接并加压固定。

➤ C臂确认cage和内固定位置，再次探查确认双侧出口神经根和行走根减压良好。逐层关闭伤口，罗哌卡因伤口封闭。

■ 围术期和随访情况：

➤ 手术时间130 min，出血约120 ml，切除椎间盘8 ml，植骨7 ml。

➤ 未放置引流，术后第1天下地活动，症状完全缓解，复查腰椎正侧位X线片显示复位满意，内固定位置良好（图16-68）。

➤ 术后3个月、6个月和1年随访，疼痛和功能评分逐步好转，患者自觉满意。

■ 总结：

➤ 对于上腰椎后纵韧带固化性椎管狭窄

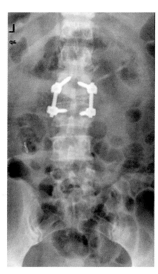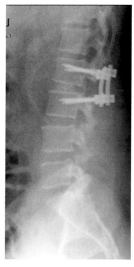

图 16-68　术后 1 天 X 线片

症，保守治疗无效时，可采用MIS-TLIF手术，术中游离时应注意硬膜、神经根和骨化部分粘连，彻底应彻底减压。

➤ 对于肥胖患者，MIS-TLIF对于常规切除手术更具优势，较深的工作通道即可清晰显露手术工作区域，但是应注意术前准确定位和精准放置工作通道。

➤ 上腰椎患者术中减压和融合操作中，应注意动作轻柔，尽可能减少硬膜囊和神经根的牵拉，避免由此而导致的神经损伤。

（李修璨　刘建恒）

病例十　MIS-TLIF 结合螺钉强化治疗严重骨质疏松症腰椎疾患

随着社会和经济发展，人均寿命延长和老龄化社会的到来，老年退行性腰椎疾病患者越来越多。但老年患者常伴有多种内科疾病，常规手术创伤大、出血多、并发症多，采用MIS-TLIF微创手术虽然创伤小、恢复快，但是老年患者常伴有骨质疏松症，单纯内固定融合可能导致内固定失败。近年随着各种螺钉强化技术的出现，可以在微创通道内同时进行螺钉强化，在取得与传统开放手术同样疗效的同时，具有创伤小、术后康复快等优点。

病例介绍

■ 患者：李某某，女性，75岁，退休。

■ 主诉：腰痛20年，间歇性跛行1年，外伤后加重1个月入院。

■ 现病史：

➤ 20年前无明显诱因出现腰部疼痛，间断反复发作，保守治疗可缓解。

➤ 1年前出现间歇性跛行，行走后出现双下肢疼痛、麻木，休息可缓解，行走距离逐渐缩短。

➤ 1个月前跌倒后出现腰背疼痛加重，经保守治疗症状无缓解，腰背疼痛和下肢疼痛麻木无法下地活动。

> 主因：既往高血压病史 16 余年，冠心病史 20 年。

> 2008 年外伤致左侧髌骨骨折。

■ 查体：

> 卧床自由体位，翻身活动腰背疼痛明显加重。

> 胸腰段脊柱稍后凸，腰 4/5 棘突间可触及台阶感。

> 胸腰段和下腰部棘突及其周围明显压痛、叩痛。

> 下肢未见明显感觉和肌力减退。

> 双下肢生理反射存在，病理反射未引出。

■ 影像学检查：

> 腰椎 X 线：腰椎退行改变，L4 椎体滑脱，双侧未见峡部裂，L1 椎体楔形变，腰椎骨密度明显降低（图 16-69）。

> 腰椎 CT：腰椎退变，L4 椎体滑脱，无峡部裂，L1-2 椎体断层显示椎体前缘骨折，后壁完整（图 16-70）。

> 腰椎 MRI：L4 滑脱，L1 和 L2 椎体长

T1，长 T2 信号改变，L4-5 断层显示椎管狭窄，椎间盘突出（图 16-71）。

■ 特殊检查：

> 腰椎 BMD： L1-L4 平均 T-score 在 -3.0 以下。

■ 诊断：退行性腰椎滑脱症，L1 和 L2 椎体压缩骨折，骨质疏松症。

■ 诊疗计划：

> 该患者主要表现为腰背疼痛和间歇性跛行，经规范保守治疗，症状无明显好转，具有明确手术指征。

> 影像学显示 L4 椎体退行性滑脱，在行椎管减压的同时行滑脱复位、椎弓根螺钉内固定和椎体间融合术。患者为老年女性，内科情况一般，可行 MIS-TLIF。

> 患者为重度骨质疏松症，可造成椎弓根螺钉内固定强度明显下降。在行椎弓根螺钉内固定的同时，可行骨水泥强化增加螺钉内固定强度。

> 患者 L1 和 L2 骨质疏松性椎体压缩骨折，可同时行椎体成形术，增强椎体强度并缓解腰背疼痛。

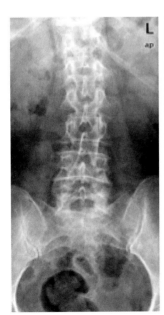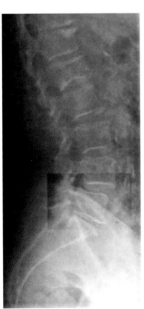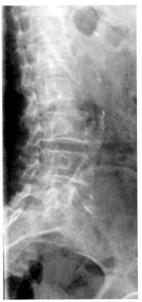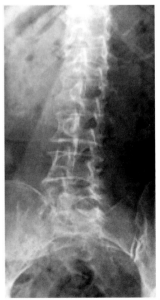

图 16-69 腰椎 X 线显示 L4 滑脱，L1 椎体楔形变

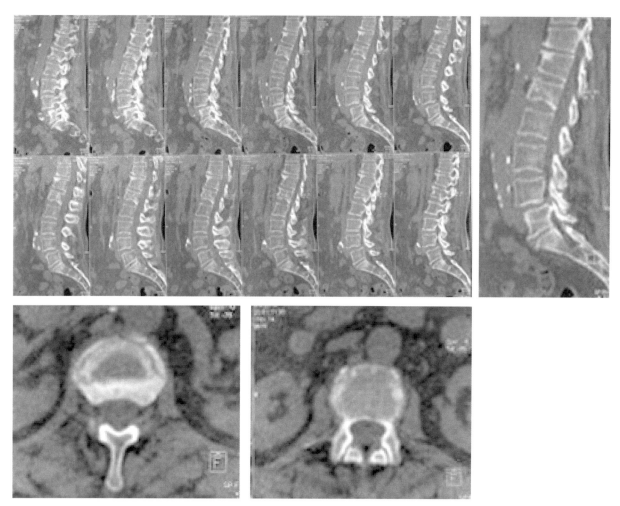

图 16-70　腰椎 CT 显示 L4 滑脱，L4 无峡部裂，L1 和 L2 椎体断层显示椎体前缘骨折，后壁完整

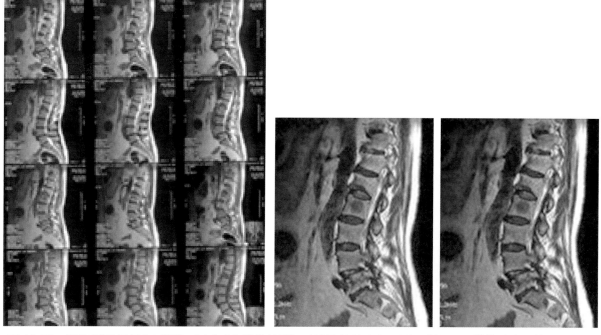

图 16-71　腰椎 MRI 显示 L4 滑脱，L1 和 L2 椎体长 T1，长 T2 信号改变，L4-5 断层显示椎管狭窄，椎间盘突出

■ 手术记录：

➢ 常规全身麻醉，俯卧位，消毒铺巾后准确定位，建立双侧 L4-5 通道，清除软组织后建立双侧椎弓根螺钉钉道，C 臂确定钉道位置准确（图 16-72）。

➢ 通道内用骨刀切除双侧下关节突，显露峡部近端并向头侧逆行椎板咬钳切除部分骨质，清除局部黄韧带，显露双侧出口和行走神经根，进行彻底减压。

➢ 双侧分别进行硬膜外静脉丛彻底止血，游离硬膜囊、神经根并牵向内侧。探查台阶处即为椎间隙，用铰刀和刮勺清除椎间隙残存髓核、纤维环和软骨终板，椎体间充分松解。

➢ 右侧椎间隙植入合适高度试模进行椎

间隙撑开，左侧钉道内注入 2 ml 骨水泥，然后 L5 上短尾万向椎弓根螺钉，L4 上长尾万向椎弓根螺钉。4 cm 钛棒连接后锁定 L5 螺帽，改锥引导通道外后 L4-5 适当撑开操作后进行提拉，透视确定提拉复位满意后临时锁定。

➢ 右侧通道内取出撑开器械，椎间隙植入局部自体骨，选择合适大小的 cage 填充自体骨粒并打入椎间隙，在右侧 L4-5 钉道内同样注入 2 ml 骨水泥后再旋入 2 枚短尾万向椎弓根螺钉，4 cm 钛棒连接后双侧加压固定，C 臂确认位置良好（图 16-73）。

➢ L1 和 L2 椎体在 C 臂监视下行经皮椎弓根穿刺，然后经穿刺针通道植入可弯曲骨水泥输送套管，在 C 臂监视下进行 L1 和 L2 椎体骨水泥强化（图 16-74）。

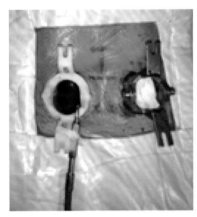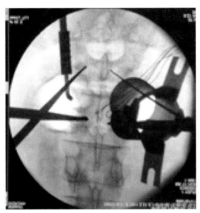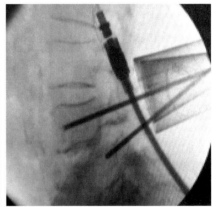

图 16-72　建立双侧通道并 C 臂确认椎弓根螺钉钉道

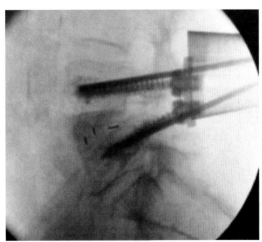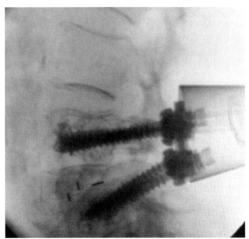

图 16-73　双侧钉道分别进行螺钉强化和椎体间融合

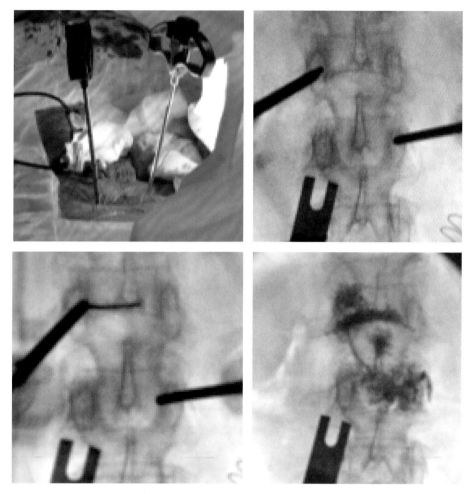

图 16-74　L1 和 L2 椎体采用弯角椎体成形术，一侧穿刺完成双侧全椎体强化

■ 围术期和随访情况：

➤ 手术时间 150 min，出血约 100 ml，切除椎间盘 8 ml，植骨 7 ml。

➤ 未放置引流，术后第 1 天下地活动，复查腰椎正侧位 X 线片显示复位满意，内固定位置和 L1 和 L2 椎体强化良好（图 16-75），术后 CT 显示螺钉周围强化骨水泥弥散和强化满意（图 16-76）。

➤ 术后 3 个月、6 个月和 1 年随访，疼痛和功能评分逐步好转，患者自觉满意（表 16-3）。

➤ 术后 1 年随访，腰椎正侧位和屈伸位 X 线和三维重建 CT 显示椎体间获得可靠骨性融合（图 16-77），患者腰椎屈伸、侧弯活动度和功能自觉满意（图 16-78）。

表 16-3　（病例十）患者术后随访疼痛和功能评分表

评分	术前	术后 3 个月	术后 6 个月	术后 1 年
ODI	56	20	23	19
VAS 腰痛	8	2	2	1
VAS 腿痛	8	1	0	0

■ 总结：

➤ 对于严重骨质疏松的患者，传统椎弓根螺钉往往无法提供可靠的生物力学强度，从而增加椎弓根螺钉的松动、拔出、移位、甚至断裂失败的风险。

➤ 采用聚甲基丙烯酸甲酯骨水泥（polymethylmethacrylate，PMMA）进行强化固定，螺钉固定效能表现良好，临床疗效满意，逐渐成为一种广泛为临床医师所接受的手段。

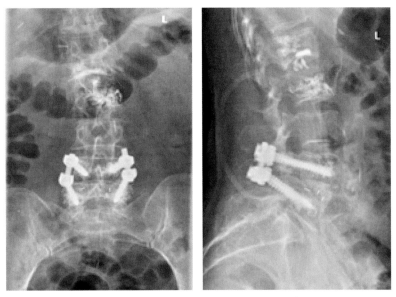

图 16-75　术后 X 线片可见 L4 滑脱完全复位

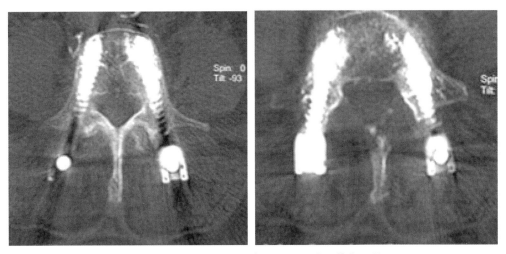

图 16-76　术后 CT 显示螺钉周围骨水泥均匀弥散

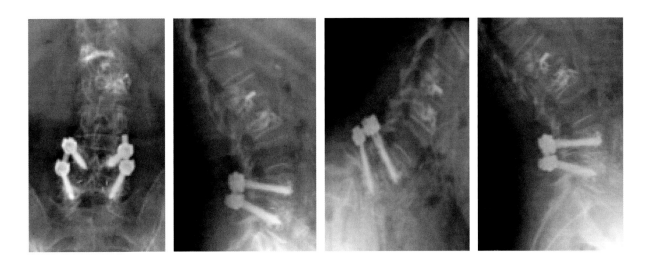

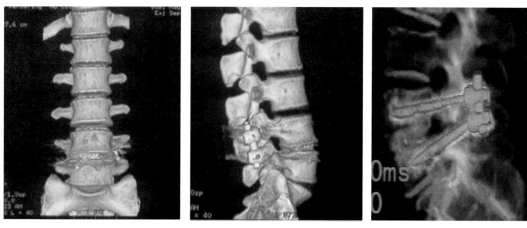

图 16-77　术后 1 年腰椎 X 线和三维重建 CT 可见活动度和融合良好

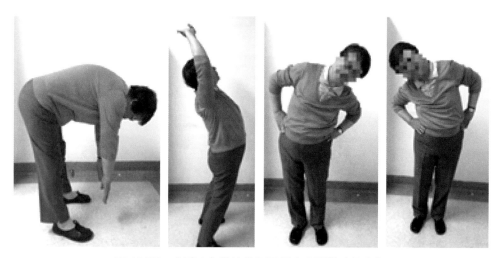

图 16-78　术后 1 年随访外相显示患者腰椎功能良好

> 对于骨质疏松症同时伴有腰椎压缩骨折的患者，可以在行 MIS-TLIF 手术的同时行经皮弯角椎体成形术，以使患者早期下地活动。

病例十一　MIS-TLIF 治疗退行性腰椎侧凸

退变性脊柱侧凸是在成人阶段继发于退变性椎间盘疾病的脊柱侧凸，与其他脊柱退变性疾病一样，关节突肥大、广泛椎间盘膨出、椎间盘退变、黄韧带肥厚造成椎管狭窄，从而引起神经性间歇性跛行和根性症状。早期症状可以通过保守治疗得到缓解。随着疾病的进展，保守治疗措施往往失去功效，严重影响患者生活质量，可以考虑手术治疗。手术的目的在于改善症状，而不是矫正畸形，在手术方式和受累节段的选择上，准确定位非常重要。老年患者往往内科疾病复杂，利用 MIS-TLIF 进行微创减压融合具有独特的优势。

病例介绍

■ 患者：盖某某，女性，72 岁。

■ 主诉：腰痛伴右下肢麻木疼痛 5 年，加重 2 年。

■ 现病史：

5 年前出现腰部疼痛，向右下肢放射，诊断为腰椎间盘突出。

在疼痛科接受药物治疗、物理治疗后，症状可缓解，但反复发作。

近 2 年出现双下肢疼痛，间歇性跛行，负重症状更加明显。

近期患者明显加重，行走约 20 m 后即右下肢疼痛，休息可缓解。

患者既往有高血压、冠心病、糖尿病病史。

■ 查体：

脊柱呈"S"形弯曲，双下肢无明显肌肉萎缩。

腰 5/骶 1 棘突间可触及台阶样改变，局部压叩痛明显。

右侧棘突旁叩击时向右下肢放射。

双下肢直腿抬高试验和加强试验（－）。

双下肢肌力、浅感觉未见明显异常。

双侧跟腱反射减弱，腰部屈伸活动受限。

■ 术前影像学检查：

腰椎 X 线片：脊柱腰段退变性改变，局部侧凸并椎体旋转，Cobb 角度 25°，L5 椎体向前 I 度滑脱（图 16-79）。

腰椎 MRI：腰 5 椎体 I 度滑脱，局部黄韧带肥厚，压迫相应硬膜囊及神经根，相应节段椎管狭窄，以右侧为重（图 16-80）。

■ 诊断：

腰椎滑脱症（L5），腰椎管狭窄症，退行性脊柱侧凸。

高血压，冠心病，糖尿病。

■ 诊疗计划：

该患者主要表现为腰痛和右下肢疼痛，活动加重，休息减轻，规范保守治疗无效，具有明确手术指征。

影像学显示腰椎退行性侧凸，侧弯和椎体旋转明显，L5 椎体滑脱，术前行 L5-S1 右侧椎间孔经皮穿刺封闭术，症状完全缓解，证实责任节段主要位于 L5-S1。

患者为老年女性，同时伴有多种内科疾病，应尽可能行创伤小、恢复快的手术。行 L5-S1 单节段 MIS-TLIF 手术。

■ 手术记录：

常规全身麻醉、俯卧体位，消毒铺巾后定位，建立双侧 L5-S1 通道，清除通道内软组织，通道内建立双侧椎弓根螺钉钉道，C 臂确定钉道位置正确。

通道内用骨刀切除右侧 L5 下关节突，用椎板咬钳向头侧和内侧切除部分椎板，清除局部肥厚黄韧带，显露右侧出口和行走神经根，并沿神经根进行彻底减压。

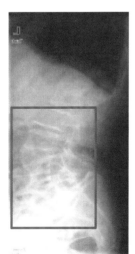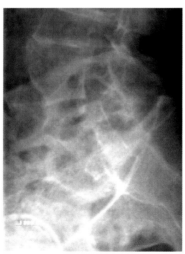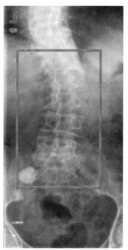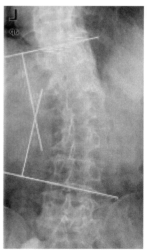

图 16-79　术前 X 线片示　L4 椎体 I 度滑脱，脊柱侧凸畸形

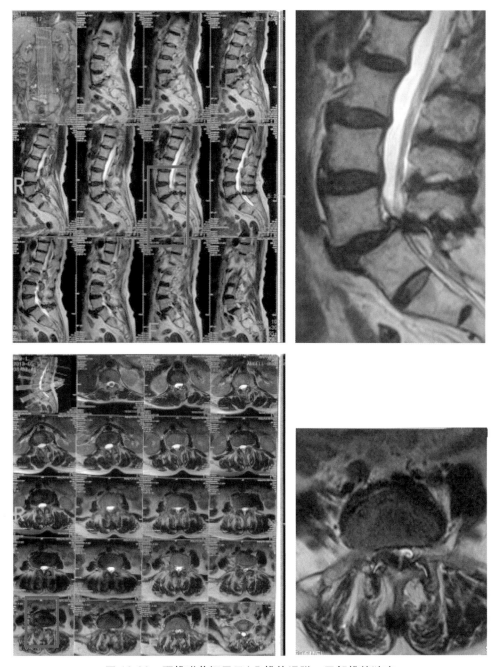

图 16-80　腰椎磁共振显示 L5 椎体滑脱，局部椎管狭窄

➤ 右侧通道内进行硬膜外静脉丛彻底止血，游离硬膜囊、神经根并牵向内侧。探查台阶处即为椎间隙，用铰刀和刮勺清除椎间隙残存髓核、纤维环和软骨终板，椎体间充分松解。

➤ 右侧通道内用试模逐步撑开椎间隙，C 臂进一步确认选择合适高度 cage，然后在椎间隙植入局部自体骨，选择锥形 cage 填充

自体骨粒并打入椎间隙，利用锥形 cage 进行椎间隙撑开。

➤ 然后在双侧通道内旋入合适长度短尾万向椎弓根螺钉，4 cm 钛棒连接后双侧加压固定，C 臂确认位置良好。

➤ 再次探查神经根和硬膜囊，局部伤口冲洗后逐层关闭伤口，并采用罗哌卡因封闭局部伤口，减轻术后疼痛。

■ 围术期和随访情况：

➤ 术中出血约 120 ml，手术时间约 120 min，切除椎间盘 7 ml，植骨量 5 ml，cage 高度 10 mm，伤口长度约 2.8 cm（图 16-81）。

➤ 伤口未放置引流，术后第 1 天下地活动，症状完全缓解（图 16-82），复查腰椎正侧位 X 线片显示复位满意，内固定位置良好，腰椎侧凸 Cobb 角度约 17°（图 16-83）。

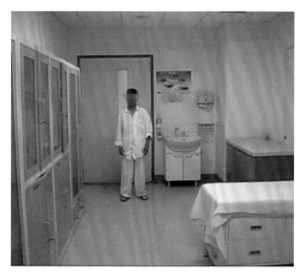

图 16-82　术后第 1 天患者下床活动

➤ 术后 3 个月、6 个月和 1 年随访，疼痛和功能评分逐步好转，患者自觉满意（表 16-4）。

➤ 术后 1 年复查，腰椎正侧位 X 线显示 L5-S1 已获得骨性融合，Cobb 角 12°，腰腿痛症状完全缓解（图 16-84）。

表 16-4　（病例十一）患者术后随访疼痛和功能评分表

评分	术前	术后 3 个月	术后 6 个月	术后 1 年
ODI	50	20	20	18
VAS 腰痛	8	2	1	1
VAS 腿痛	8	2	0	0

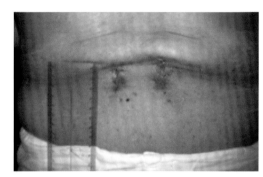

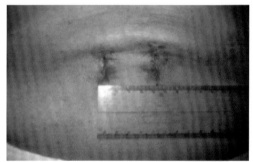

图 16-81　术后两个伤口，长度约 2.8 cm

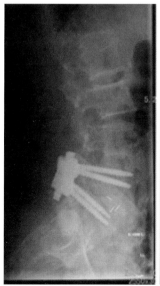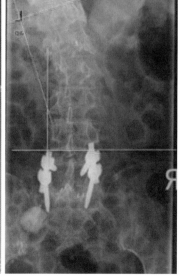

图 16-83　术后 X 线示 L4 滑脱完全复位，术后 Cobb 角约 17°

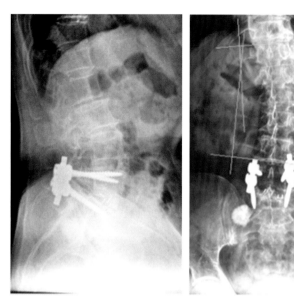

图 16-84　术后 1 年复查，L4-5 已骨性融合，Cobb 角 12°，腰腿痛症状完全缓解

■　总结：

➤　老年退行性脊柱侧凸患者常伴有多种内科疾病。术前应反复告知患者手术目的是以缓解患者症状为主，畸形矫正为辅，针对患者的主要症状，以最小的创伤带来最大的效果。

➤　术前明确责任间隙至关重要，可综合症状、体征、影像学检测、诊断性封闭等手段综合考量。

➤　如果患者症状不典型，可指导患者进行适度活动，诱发症状后，再进行查体、问诊、及诊断性封闭，明确责任间隙，以便制订手术方案。

➤　本患者为腰椎退行性脊柱侧凸，确定责任阶段后行 MIS-TLIF 手术，术后症状完全缓解，随访 1 年腰椎侧凸 Cobb 角度无加重，患者自觉满意。

（钟　睿　刘建恒）

病例十二　MIS-TLIF 术后椎体间延迟融合

腰椎融合的目的是重建椎间隙高度、恢复腰椎生理前凸、实现融合节段的骨性融合，重建脊柱稳定性。但腰椎融合是一个连续的骨愈合过程，影响椎间融合的因素包括局部力学稳定性、骨质量、患者自身条件、植骨量、感染等因素。如果患者 MIS-TLIF 术后出现延迟融合或不融合，可能出现局部腰痛加重、活动受限等症状，影像学表现为内固定失败、螺钉松动、拔出、不稳等表现。出现 MIS-TLIF 术后延迟融合或不融合，应该寻找病因，对症处理。

病例介绍

■　患者：孟某某，男性，53 岁。

■　主诉：腰痛 20 年加重伴双下肢疼痛麻木 3 个月。

■　现病史：

➤　20 年前出现腰部疼痛，不向下肢放射，保守治疗可缓解。

➤　3 个月前出现间歇性跛行，休息可缓解，行走加重。

➤　在接受药物治疗、物理治疗后，症状无明显缓解。

➤　近期患者明显加重，行走约 100 m 后即出现双下肢疼痛麻木。

■　查体：

➢ 脊柱生理曲度存在，双下肢无明显肌肉萎缩。

➢ 查右侧足背内缘麻木感，感觉下降。

➢ 查体双下肢肌力五级。

➢ 双侧直腿抬高试验阳性 45°，加强 40° 阳性。

➢ 双下肢生理反射存在，病理反射未引出。

■ 术前影像学检查：

➢ 腰椎 X 线片：腰椎明显退变，L4-5 间隙明显变窄，屈伸位未见明显不稳，双斜位未见峡部裂（图 16-85）。

➢ 腰椎 CT：腰椎退变，关节突关节增生，黄韧带肥厚，椎间盘突出伴部分钙化（图 16-86）。

➢ 腰椎 MRI：L4-5 退变明显，间隙高度明显变窄，黄韧带肥厚，椎间盘突出，椎管狭窄（图 16-87）。

■ 诊断：腰椎间盘突出症，腰椎管狭窄症。

■ 诊疗计划：

➢ 该患者主要表现为腰痛和间歇性跛行，患者长期腰痛病史，规范保守治疗无效，具有明确手术指征。

➢ 影像学显示腰椎间盘退变明显，根据微创非融合和融合的优缺点，患者选择 MIS-TLIF 手术。

■ 手术记录：

➢ 常规全身麻醉、俯卧体位，消毒铺巾后定位，建立双侧 L4-5 通道，清除通道内软组织，通道内建立双侧椎弓根螺钉钉道，C 臂确定钉道位置正确。

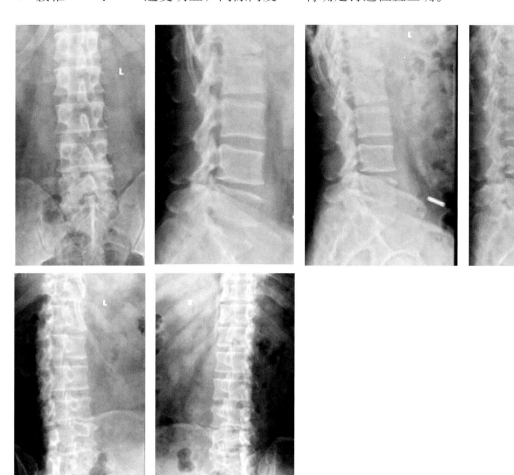

图 16-85　术前腰椎 X 线显示腰椎退变，L4-5 间隙明显变窄

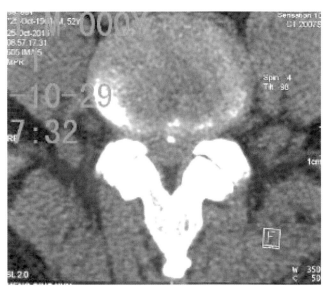

图 16-86　术前腰椎 CT 显示腰椎退变，关节突关节增生，椎体后缘突出伴钙化

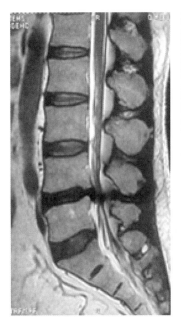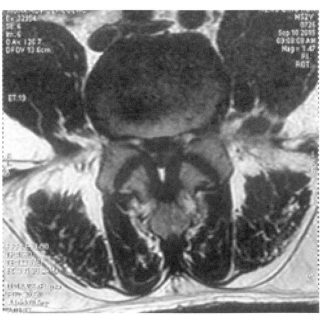

图 16-87　术前腰椎 MRI 显示 L4-5 间隙退变严重，间隙高度变低，黄韧带肥厚，椎间盘突出，椎管狭窄

➤ 通道内用骨刀切除右侧 L5 下关节突，用椎板咬钳向内侧切除部分椎板直至棘突根部，清除局部肥厚黄韧带，显露右侧行走神经根，并沿神经根进行彻底减压。

➤ 右侧通道内进行硬膜外静脉丛彻底止血，游离硬膜囊、神经根并牵向内侧，用铰刀和刮匙清除椎间隙残存髓核、纤维环和软骨终板。

➤ 右侧通道向内侧倾斜，显露棘突根部，用骨刀切除棘突根部和对侧椎板内层，进一步清除对侧黄韧带和侧隐窝，探查对侧神经根并彻底减压。

➤ 在右侧通道内椎间隙植入局部自体骨，选择合适高度锥形 cage 填充自体骨粒并打入椎间隙，并敲击尾部至水平放置。

➤ 最后在双侧通道内旋入合适长度短尾

万向椎弓根螺钉，4 cm 钛棒连接后双侧加压固定，C 臂确认位置良好，逐层关闭伤口，并采用罗哌卡因封闭局部伤口，减轻术后疼痛。

■ 围术期和随访情况：

➤ 术中出血约 60 ml，手术时间约 80 min，切除椎间盘 8ml，植骨量 6 ml，cage 高度 12 mm，伤口长度 3 cm。

➤ 伤口未放置引流，术后第 1 天佩戴围腰下地活动，症状完全缓解，复查腰椎正侧位 X 线片显示复位满意,内固定位置良好（图 16-88），患者术后 3 天出院。

➤ 术后 1 个月无明显诱因出现腰痛，VAS 评分 3 分，无下肢放射痛。复查 X 线未见内固定位置改变（图 16-89），建议患者口服非甾体类药物对症治疗，减少下地活动，症状无明显缓解。

➤ 腰部疼痛逐渐加重，术后 3 个月腰痛

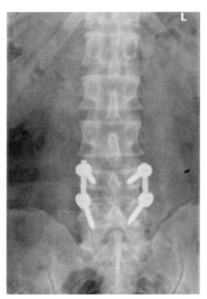
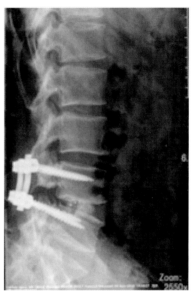

图 16-88　术后正侧位 X 线显示内固定位置良好

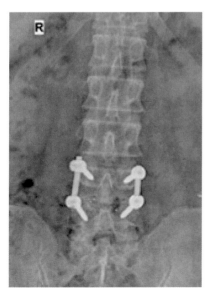
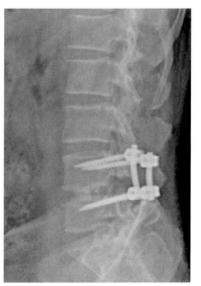

图 16-89　术后 1 个月复查 X 线，内固定未见明显改变

VAS 评分 5 分，不能下地行走，无下肢放射痛。复查 X 线显示 L4-5 间隙上下终板模糊，怀疑 L5 右侧钉棒脱落（图 16-90），急收入院进一步检查。

◇ 入院后查体温正常。

◇ 复查炎症指标：白细胞计数 6500×10^9/L，红细胞沉降率 31 mm/h，C 反应蛋白 2.1 mg/dl（正常参考值 0-0.8 ng/ml），降钙素原 0.03 ng/ml（正常参考值 < 0.5 ng/ml）。

◇ 复查 MRI 影像 T2 序列显示 L4-5 间隙混杂信号，上下终板长 T2 信号，增强序列未见椎间隙明显强化（图 16-91）。

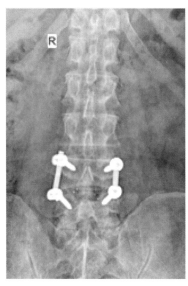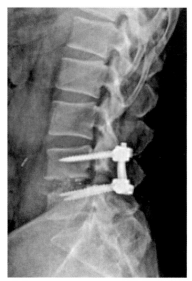

图 16-90　术后 3 个月复查 X 线，显示 L4-5 椎间隙上下终板模糊

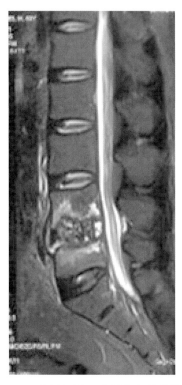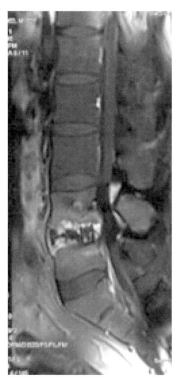

图 16-91　术后 3 个月磁共振脂肪抑制序列和增强序列

◇ 复查 CT 平扫＋三维重建序列显示 L4-5 间隙植骨和 cage 位置良好，上下终板硬化，部分终板吸收（图 16-92）。

◇ 入院后再次复查正侧和屈伸位 X 线，确定右侧 L5 钉棒位置未见异常，屈伸位未见 L4-5 间隙不稳（图 16-93）。

◇ 怀疑是否存在低度感染，先对症静脉给予头孢曲松钠 5 天，患者症状轻度缓解。患者不同意再次手术探查，出院后口服抗生素和非甾体类药物继续观察。

➤ 术后 6 个月再次复查，腰部疼痛明显缓解，VAS 评分 1 分，复查 X 线显示 L4-5 间隙进一步变窄，上下终板已经部分接触（图 16-94），患者可自由下地活动，自觉满意。

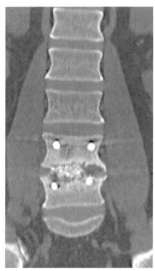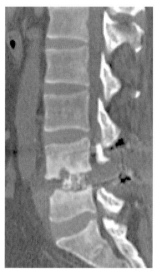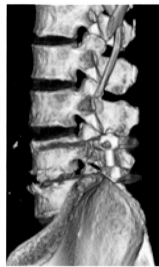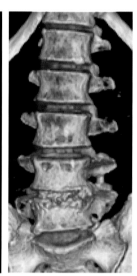

图 16-92　术后 3 个月 CT 三维重建影像

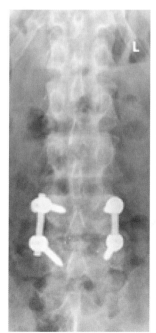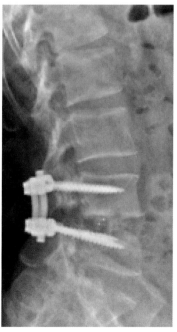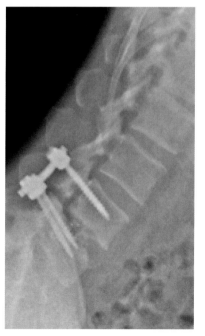

图 16-93　术后 3 个月再次复查正侧位和屈伸位 X 线

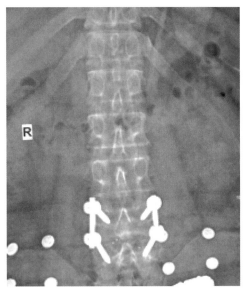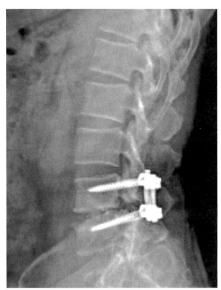

图 16-94　术后 6 个月复查腰椎正侧位 X 线

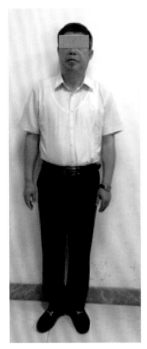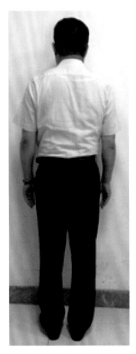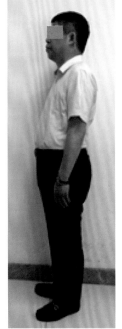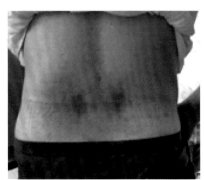

图 16-95　术后 6 个月外相和伤口图像

■ 总结：

➤ MIS-TLIF 手术近期效果取决于减压效果，而远期效果取决于椎间隙的骨性融合情况。

➤ 椎体间延迟融合或不融合可导致患者随访期间出现剧烈腰痛，其原因可能是感染、内固定失败、骨质疏松等。

➤ 如果出现症状延迟愈合和不融合，应首先明确病因，然后决定治疗方案。

（曹洪海　毛克亚）